翻滚吧妈妈

产后运动塑身

翻滚吧妈妈 ◎ 著

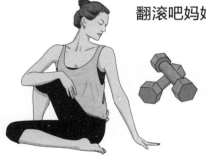

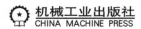
机械工业出版社
CHINA MACHINE PRESS

科学技术文献出版社
SCIENTIFIC AND TECHNICAL DOCUMENTATION PRESS

在这个辣妈随处可见的时代，晋升为妈妈不应该成为身材走样的借口。要知道，有了宝宝，一样可以做女神！本书以孕期体重管理、产后母乳喂养、产后恢复运动为主要内容，为妈妈或准妈妈提供了一套产后各时间阶段、身体部位的科学运动塑身方案，帮助妈妈们在产后尽快恢复身体状态，甚至比孕前更具健康、活力。

图书在版编目（CIP）数据

翻滚吧妈妈：产后运动塑身 / 翻滚吧妈妈著.
— 北京：科学技术文献出版社：机械工业出版社，2017.9
ISBN 978-7-5189-3429-4

Ⅰ.①翻… Ⅱ.①翻… Ⅲ.①产妇 – 减肥 – 健身运动
Ⅳ.①R161.1

中国版本图书馆 CIP 数据核字（2017）第247084号

机械工业出版社（北京市百万庄大街22号　邮政编码100037）
策划编辑：王　炎　责任编辑：赵　屹　王　炎　赵丽丽
责任印制：孙　炜　责任校对：黄兴伟
北京中兴印刷有限公司印刷

2018年2月第1版·第1次印刷
145mm×210mm·5.375印张·98千字
标准书号：ISBN 978-7-5189-3429-4
定价：49.80元

从少女到辣妈——如期而至的未知，毫不动摇的追求

我和郑一然第一次见面是在 2008 年，那是我去英国读高中后的第一个暑假，她正准备去留学。那顿饭局我连续说了 2 小时的话，我未来的太太话不多，只说了不到 5 句。2012 年我回国创业，2013 年她回国后我们开始恋爱，2014 年订婚，2015 年初办的婚礼，同年 8 月，我们的儿子 Richie 就出生了。

我太太以前并不喜欢运动，但恰好我做的是健身行业，因此在生活环境的熏陶下，她还是很快成为了健身房的常客。在学习并实践了大量母婴、产后运动、饮食营养方面的理论后，她和她的姐姐周明浩创建了大家熟知的自媒体账号"RockMama 翻滚吧妈妈"，希望将自己所学习、理解到的专业知识普及给更多对改变身材、调节心理有需求的妈妈。

得益于健身，郑一然从进产房到儿子出生仅仅用了不到一小时的时间，并且，她在产后半年内就迅速恢复到了产前的身材，甚至在儿子一岁多的时候，她的马甲线变得比以前还清晰。

从少女到辣妈的过程充满了未知和困难，但从怀孕的那一刻

起，这一切都注定了会如期而至。郑一然一旦有明确的目标，就会用非常高效、有计划的方式去执行。在很短的时间内，她就做好了对孕期运动、产后恢复、育婴等各方面内容的学习和实践计划。这本书也是她和周明浩在收集、学习、实践了大量的产后运动恢复方面专业知识后的成功经验总结。

既然决定了做一名辣妈，那就必须要掌握相应的技能和有一颗毫不动摇的决心。辣妈这个词在我看来，不仅仅是对外在身材的褒奖，同时更象征着女性在新一段人生历程中的成功。

有这样一个辣妈太太，我感到无比骄傲和幸福。我也寄望这本书可以帮助每一位读它的妈妈在从少女到辣妈的路上保持好奇，保持追求。

朱骁潇

FitTime 睿健时代创始人 &CEO

　　说到产后妈妈，大多数人的印象可能是这样的：不加修饰的外表，宽松的衣服，微隆的小腹，永远一副缺觉的样子。的确，当妈妈是一件很辛苦的事情，面对自己走样的身材，她们可能偶尔还会冒出一句："这都是为了孩子！"可是现实有时很残酷，男人永远是视觉动物，即使嘴上不说，很多新妈妈也会从生活中慢慢感受到夫妻之间的爱情好像变淡了！有些妈妈会因此变得开始不自信，情绪也开始糟糕，然后这些负能量就开始影响生活的方方面面，包括孩子的教育、夫妻的感情生活等等，会有一种迷失自我的绝望。

　　也许你会说，我又不是明星，没有保姆，没有私人教练，也没有私人营养师，我要喂奶，我要带小孩，我要做家务，我连睡觉的时间都没有，怎么可能像明星一样轻松？其实让我来告诉你几个秘诀，你也可以看似不费吹灰之力，轻松当个美靓妈。

　　首先，大家有没有发现，像米兰达·可儿（Miranda Kerr）、吉赛尔·邦辰（Gisele Bundchen）这些明星辣妈都有一个共同点：都是母乳喂养的拥护者，她们大多数产后就立即复出了，经常边工作边哺乳，而且刚生完孩子身材就差不多恢复到了孕前，她们把迅速恢复身材的功劳归功于母乳喂养和产后运动。

产后的 180 天是妈妈们恢复身材的黄金时间，特别是母乳喂养的妈妈，如果坚持母乳喂养，每天可以额外消耗 500 大卡[⊖]哦！500 大卡什么概念呢？差不多就是慢跑一个小时吧！不运动，不节食，就可以比其他人赢在身材恢复的起跑线了！这种感觉是不是特别棒？

这时可能又有人会说，喂奶了我就没办法运动了，听说运动完的奶会变酸，这样宝宝还怎么吃奶呢？哈哈，我又要笑你们啦，这都是错误的老观念。运动时母乳中的乳酸含量的确会较高，但是运动后半小时内就会恢复到正常水平，并不会对宝宝造成什么影响。像这样妨碍我们身材恢复的传统误区和错误观念，在下面的文字里我还会一个个和你们解释。是不是迫不及待地想往后看了呢？别着急，先跟我一起深呼吸一下，然后告诉自己，"我最美，我最棒，当妈妈可不是我放弃自己的理由哦！"让我告诉你很多妈妈试验过的、躺着喂奶就能瘦的方法！"躺赢"其他妈妈哦！

⊖ 大卡，能量单位。1 大卡 =4184 焦耳。

产后妈妈们的困扰——如何快速恢复身材

怀孕产子是自然界最美丽的生命旅程，不过产后身形的变化却是天下所有妈妈的困扰。我的小闺蜜 Jessica 经常跟我这样抱怨：

"我无法接受自己生完孩子后的身材，我已经对我的身体失去了控制！我太胖了！"

"我觉得浑身无力，松弛，身材完全走形了！"

"我只能穿那些宽松的衣服，裤子还是怀孕时穿的！"

"我好想快点瘦下去，我喜欢以前那个自己。"

"我还有魅力吗？老公对我还有兴趣吗？"

怀孕的十个月是每个妈妈最辛苦也最幸福的过程，看着镜子里自己逐渐隆起的腹部，大家都说这是女人最美的曲线，自带母性的光环。Jessica 说："我孕期体重保持得还不错，曾自信生完宝宝后肯定也可以像明星一样，当一个辣妈。但随着小生命的诞生，所有的关注都集中在宝宝的身上，忽略了对自己身材的管理。过去的"小蛮腰"变成了"小腹婆"，走起路来弯腰驼背还挺着小肚子，老公说我还像怀着个宝宝。虽然每天看到宝宝都有满满的幸福，但有时看着镜子里的自己，心中难免还是有些小失落。"

产后身材一直是新妈妈最关心的话题，而产后这种体形的变化一般是由两方面的因素引起的。

身体激素的变化——身材恢复的最大障碍

产后妈妈体内的激素会产生较大的波动：孕激素、雌激素迅速下降，泌乳激素上升。身体用了十个月的时间为宝宝的降生做准备，却在产后六周内迅速停止以上所有的变化，所以很多妈妈会发生新陈代谢的紊乱，这些都为产后瘦身设置了重重障碍。

生活习惯的改变——角色转换的困扰

整个孕期妈妈们总是小心翼翼，运动量大大减少，另外"怀孕要吃三人份"的概念也让妈妈们在此期间增重过多，产后才发现这些体重全长在了自己身上。这种状态也一直会延续到产后。生完宝宝以后，周遭的三姑六婆又开始说："你要哺乳呢！要多吃一点才有奶。"这些都给产后恢复带来了更大的困难。

当然除了身材的改变，Jessica 还陷入了"我的生活已经被孩子改变了"的困扰中。

"我所有的时间都是围着宝宝转的，每隔 2~3 小时，他就要喝奶！"

"没有睡过一个整觉，每天夜里宝宝总是频繁地醒来，喝奶。"

"有时想要忙点自己的事，可是我一走开，他就开始哭了。"

养育宝宝对每个妈妈都是一个挑战，大家都是从零开始一步步走过来的。宝宝每天都会有新的需求要满足，这耗费了妈妈们太多的精力，然而这是一个不得不去适应的角色转换。要做到这些我们首先要让自己快乐起来，一个快乐的妈妈才会养育出一个快乐的宝宝。

产后运动的好处——让我们重拾自信

如果说宝宝是个不可控因素，那么控制体重，是我们能为自己做的积极的事，一个连自己体重都管理不了的女人，如何去掌控自己的人生。不如就从现在开始，请你们在照顾宝宝的同时，也给自己腾出一些时间，不管是为自己做一份健康的午餐，还是 15 分钟的运动，这些看似微小的时间，只要坚持，都会为自己的人生带来改变！

"运动让我很快恢复了身材，产后两个月我就恢复到孕前体重了！"

"我感觉自己充满了活力，照顾宝宝也变得游刃有余，每天都心情棒棒哒！"

这是产后运动带给我们最大的感受。运动对于普通人来说非常有益，对于产后的妈妈来说更是好处多多。运动不但能够让你的身体恢复得更快，减轻怀孕时增加的体重，恢复体形，也可以让你穿上更多漂亮的衣服，重新找回自信。

更快地恢复身体——盆底肌运动加速恢复过程

分娩后尽快地下床走动可以促进肠蠕动和血液循环，帮助子宫和其他器官更快地恢复，尽快地排出恶露，防止便秘。运动也可以帮助妈妈提高睡眠质量，加快体力的恢复速度，当然还有常常被忽视的盆底肌运动，可以缓解妈妈们产后松弛、尿失禁的尴尬。盆底肌运动经常会被忽视，特别是剖宫产的妈妈会说："我可没有经产道分娩，不会有问题的！"这个问题就正如有的妈妈说"我要剖宫产，顺产会造成阴道松弛的"一样不科学。不论是顺产还是剖宫产，孕晚期我们的产道都会因为激素的原因变得柔软松弛，为宝宝的分娩做准备，所以这两类妈妈产后都要记得进行盆底肌运动哦！具体如何运动，继续看下去你就知道了。

减轻体重，让身材更紧致——运动不仅仅是为了减重

其实即便不运动，通过控制饮食我们也会实现体重的下降。但是如果不运动，体重减轻了，你可能看起来还是很胖。运动可以帮助你尽快恢复肌肉的张力和正常的体态。相对于脂肪而言，肌肉对卡路里的消耗更加有效，肌肉含量越高，代谢率也就越高。孕期我们的身体会自动储备脂肪为宝宝提供营养，所以产后妈妈的脂肪含量比任何时候都要多，特别是顽固性脂肪，只能通过运动来消耗。

缓解压力，预防产后抑郁——心理疗愈也很重要

缓解压力，预防产后抑郁非常重要。Jessica 产后经常和我抱怨每天穿着睡衣不洗脸，围着宝宝屎尿屁生活，睡眠不足，常常因为

一点小事就情绪崩溃了。

　　作为新妈妈，每天都要迎来很多新的挑战，第一次哺乳，第一次换尿布，第一次哄睡，等等。经验不足会让我们压力倍增，甚至怀疑自己的能力。而运动能够在很大程度上缓解这些压力，帮助释放情绪。每天围着宝宝转的日子，让片刻的休息都显得弥足珍贵。有时，不妨就把宝宝交给父母照顾几个小时，给自己一点时间放松或者做运动。约闺蜜逛街散步，或去健身房慢跑一会儿，运动产生的多巴胺能让我们整个身心都愉悦起来。

　　总之，我们要尽快地把握产后恢复的黄金时期，合理的饮食，科学的运动，让自己更加重视自身健康和情绪管理，更好地爱上现在的自己。

目录

Contents

第四章

产后恢复过程中
遇到的其他问题

Contents

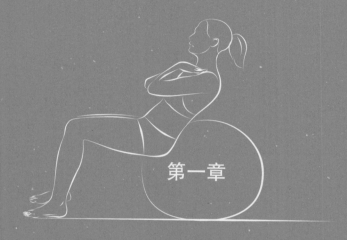

第一章

第一阶段

（产后0~6周）

提到产后恢复，大多数人第一反应就是我要赶快运动起来，甩掉小肥肉，但是我悄悄地告诉你，在前 6 周可不能操之过急哟。

刚刚生产完的妈妈由于体力透支，剖宫产或者会阴伤口的疼痛，通常会让你觉得疲惫无力，只能卧床休息。这个过程通常需要42天，这也就是我们俗称的"坐月子"。

虽说月子不能不坐，但绝不是按照传统风俗那样 42 天不下床、不洗头、不洗澡等。我们的妈妈、外婆生活在一个物质条件相对比较艰苦，知识又匮乏的年代，所以很多观念还停留在过去。而我们指的"坐月子"是科学地把身体调理恢复到最佳的状态，即使坐月子也要保持自己干净整洁、漂漂亮亮的。透露一个小秘密，我们的待产包里第一位就是漂亮的哺乳衣哦。没有哪个男人愿意看到自己娇美如花的妻子变成一个不洗头、不洗澡，整天穿着睡衣的大妈吧！

如何科学地坐月子

❶ 关于坐月子的谣言

我又要开始当谣言粉碎机啦。关于坐月子的谣言和风俗我们从老一辈那儿听得太多太多了，但是由于以前生活条件的不足和科学知识的缺乏，很多风俗习惯都是错的哦，别再一不小心把自己坑了！

（1）关于洗头洗澡

谣言：月子期间不能洗头洗澡，会引起头疼，受风着凉留下病根。

真相：以前的生活可能没有吹风机，没有暖气，所以洗头洗澡容易着凉，现在可完全不用担心这些了！当然可以洗头洗澡，保持个人卫生，但不要使用盆浴，防止外阴感染，水温也要适宜；洗完澡将身体擦干，注意保暖；洗完头也要立刻吹干，不要吹冷风。

（2）关于刷牙

谣言：月子期间不能刷牙，会导致牙齿酸痛和松动。

真相：长期不刷牙，细菌滋生才会让你的牙齿酸痛不适，坐月子一定要注意口腔卫生，可以选择细软的牙刷轻轻刷牙，每次进食后用温水漱口，避免造成口腔疾病。

（3）关于穿衣

谣言：不管春夏秋冬，产妇都要把自己裹得严严实实，戴好帽子，不然容易留下病根。

真相：衣服和普通人穿得差不多就可以啦，注意保暖，避免吹冷风，但是千万不要捂汗，出汗后要及时更换湿衣。

（4）关于吹空调

谣言：夏天坐月子不能吹空调，要捂。

真相：新闻里就报道过某地产妇夏天因"捂"致死的事件，想必大家都听说过吧。只要空调温度开得不是太低，并且不要直接对着产妇吹，是没有问题的。应该每天开窗通风，增加室内空气流通。

（5）关于饮食

谣言： 多喝鱼汤、猪脚汤等下奶补汤，这样奶水充足，宝宝长得好。

真相： 母乳的主要成分是水，所以要多喝水，多吃蔬菜，保证蛋白质和谷物的适量摄入，避免大鱼大肉，也不要过量喝油汤。很多妈妈怀孕时并没有囤积很多脂肪，但是由于月子期间饮食过于油腻而变胖了。

（6）关于喂养

谣言： 没有奶就喂奶粉，奶粉顶饿；奶水不多，攒多一点再喂给宝宝。

真相： 母乳是妈妈给宝宝最好的礼物，坚持母乳，并且不要看时间、喂奶次数，月子期间宝宝饿了就需要喂奶，母乳吮吸越多产生越多，但不要为了让宝宝不哭闹过度喂养奶粉。

（7）关于活动身体

谣言： 除了上厕所等必要活动，其他时间最好卧床，以免身体酸痛。

真相： 身体允许的情况下，要每天下地活动，这样可以促进胃肠功能的恢复，避免静脉血栓。同时在体力允许的情况下，可以出门进行少量的社交，但避免提重物。

看看以上的谣言，我们很容易看出躺在床上"坐月子"和高热量高脂肪饮食都是产后肥胖的罪魁祸首啊。分娩后，妈妈们就要尽快下床走动，除了洗脸、刷牙、上厕所外，还可以在家里多走动。

体力恢复后可以做些简单的瑜伽，伸展活动，月子期间适当运动能帮助妈妈们更快地恢复身材。

❷ 月子期间的均衡饮食

怀孕期间如果没有特别大吃大喝，孕妇的体重增加一般在 10~15 公斤左右，产后去除羊水、胎儿的重量，一般身上还需要减掉 5~7 公斤才能恢复到孕前体重，但是很多妈妈月子里信奉大吃大喝才有奶，于是体重蹭蹭上涨，等出了月子才发现体重和孕期相比竟然差不多。

其实月子期间不需要特别大鱼大肉的饮食，我们需要学会挑选高营养低热量的食物，这样既可以保证母乳的营养足够，也不会额外增加妈妈自身的体重。

月子期间需要以下营养要素：

蛋白质：分娩后的体质虚弱，需要尽快补充蛋白质来帮助产妇恢复。

铁：分娩时失血量较大，产后补血十分重要。铁是血液中血红蛋白的主要成分，因此产后需要大量补充铁。

钙：孕期和分娩时钙质流失，这时可以通过补充维生素 D 和含钙量高的食物来补充，不必特意服用钙片，一般通过牛奶和豆浆即可满足营养需求。

月子餐食谱参考：

饮食原则是少食多餐。

早餐以易消化食物、补铁食物为主。

早点补充蛋白质、矿物质和维生素。

午餐补充不饱和脂肪酸和能量。

午点以富含维生素、膳食纤维、矿物质的食物为主。

晚餐以易消化的食物为主，均衡营养。

产后 0~7 天

早餐：小米粥 / 荠菜山药

早点：南瓜羹

午餐：蔬菜粥 / 芦笋鸡肉 / 香菇青菜 / 菠菜汤

午点：银耳水果羹

晚餐：荞麦面 / 西兰花炒双菇 / 彩椒牛肉丝 / 蔬菜汤

晚点：紫薯泥

产后 8~14 天

早餐：小米红枣粥 / 炖蛋 / 烫青菜

早点：山药百合羹

午餐：杂粮饭 / 木耳肉丝 / 清炒西兰花 / 牛肉萝卜汤

午点：核桃糯米羹

晚餐：杂粮饭 / 莴笋虾仁 / 柠檬烤三文鱼 / 菌菇豆腐汤

晚点：木瓜牛奶

产后 15~21 天

早餐：瘦肉蔬菜粥 / 煮鸡蛋 / 拌青笋尖

早点：苹果

午餐：芝麻米饭 / 炒芥蓝 / 胡萝卜莴笋鸡胸肉 / 昂刺鱼豆腐汤

午点：酸奶水果

晚餐：粳米饭／生菜／虾仁炒黄瓜／西式牛尾汤

晚点：牛奶

产后 22~42 天

早餐：全麦面包／炒鸡蛋／牛油果／豆浆

早点：橙子

午餐：杂粮饭／速烫菠菜／白灼虾／西红柿蛋汤

午点：鹰嘴豆泥

晚餐：牛肉／西兰花／胡萝卜／蘑菇汤

晚点：牛奶芝麻糊

❸ 产后情绪管理

产后恢复当然不是简单地养好身体就行，同时也包含着身体、情绪、心理、激素的调整。情绪会很大程度上影响激素分泌和新陈代谢速度，也间接改变着妈妈们的精神面貌。

分娩后产生的心理变化是不可避免的：从女王到奶妈的巨大落差，频繁地哺乳和身材变形，让我们情绪开始变得低落、敏感，甚至偷偷落泪。孕激素和雌激素的快速下降也是这种情绪的催化剂。了解这些情况后，妈妈们就要尽量自我调节啦，我们需要平静地对待生育带来的影响，并且对自己的身材恢复有足够的信心，要相信自己会比之前更加性感和充满魅力。产后，各个器官开始从一个旧的平衡走向新的平衡，良好的心情可以让妈妈们更好地达成新的代谢平衡。

母乳喂养是产后恢复的助力器

在前言中，我们就提到母乳喂养可是产后恢复的最佳助力器，很多明星都是母乳喂养的拥护者，因为母乳喂养可以让我们瘦得更快更轻松。

大家都知道母乳喂养可以帮子宫恢复得更快，它可以加速子宫的收缩，更快地回到孕前状态，但母乳喂养的好处可不止这些。特别是产后还无法立刻开始运动的时候，每天频繁地哺乳就已经开始消耗身体的热量了。孕期我们的身体会在腹部以下囤积大量的脂肪为母乳储存能量，而乳汁的产生也会特别消耗这部分脂肪，我们都知道下腹、臀部和大腿的脂肪可是最难减的，所以千万不要错过这样的黄金时期。

对于母乳喂养和减重的关系，我们经常会听到这样两种声音：

"我是全母乳妈妈，体重一直在平稳下降，我准备继续哺乳下去。"

"我也是母乳喂养啊，可是体重依然增加，每次喂完奶都觉得好饿！我吃得更多了！"

这样看来，母乳喂养虽说消耗了额外的热量，但如果不控制日常饮食摄入，也是事倍功半的。

❶ 母乳喂养期间的饮食

　　一般来说，哺乳期的妈妈每天需要大约 500 大卡的额外热量，才能保证制造乳汁所需的能量。其实每天制造乳汁的能量不止 500 大卡，超出部分的能量来自孕期体内积累的脂肪（怀孕期间的孕酮会使脂肪堆积在身体较低的部位——下腹部，这就是为产后产乳做准备）。所以妈妈们在哺乳期千万不可以节食减肥，这样会影响乳汁的质量和产量，而是应该尽量去挑选高营养低热量的食物。我们来看看哪些是高营养低热量的食物呢？

高营养低热量的食物

食物名称	营养成分	热量（kcal/100g）
牛油果	维生素 A、叶酸、纤维素、蛋白质、锌	161
鹰嘴豆	蛋白质、纤维素	160
三文鱼	蛋白质、维生素 B、锌、铁、Omega-3 脂肪酸	139
鸡蛋	蛋白质、维生素 A、维生素 B、叶酸	144
亚麻籽	Omega-3 脂肪酸、蛋白质、纤维素、维生素 B	533
芸豆	蛋白质、纤维素、维生素 B、钙、铁、锌、叶酸	315
扁豆	蛋白质、纤维素、维生素 B、叶酸、铁	41
红薯	纤维素、维生素 A、胡萝卜素、维生素 C、维生素 B_2	102
豆腐	蛋白质、纤维素、维生素 A、维生素 B_1、叶酸、钙、铁、锌	82
西红柿	维生素 A、维生素 C、番茄红素	20

（续）

食物 名称	营养成分	热量 （kcal/100g）
全谷类 食物	蛋白质、纤维素、维生素 A、维生素 B、叶酸、 锌、铁	300
酸奶	蛋白质、钙、锌、叶酸、益生菌	72

当然除了高营养的食物之外，母乳妈妈一定要注意补充水分，母乳的主要成分是水，想要多产奶，每天 8~10 杯水（200 毫升 / 杯）必不可少。

❷ 正确的母乳喂养姿势对身材的影响

真正影响外在形象的可不是只有体重，体形和体态也会给人最直观的感受。有时我们穿着孕前的衣服会嘀咕，明明体重已经恢复到孕前了，可是穿着这衣服完全不一样了呢？这可能就是指我们的体态发生了改变。

产后妈妈一般会出现这样几个问题：

- 高低肩。
- 驼背。
- 脊椎弯曲。

这些问题不仅会在视觉上给人没有精神，气质不佳的印象，更重要的是会影响妈妈的身体健康，引起腰酸背痛的问题，所以从月子开始就要注意正确的哺乳姿势。

正确的哺乳姿势一般分为以下四种：

（1）摇篮式

先调整好自己的坐姿，借助靠
垫、哺乳枕等将背部靠直，将宝宝
抱在怀里，用前臂和手掌托住宝宝
的身体和头部。喂右侧时用右手托，
喂左侧时用左手托。放在乳房下的
手呈 U 形，不要弯腰，也不要探身，
而是将宝宝贴近你的乳房。

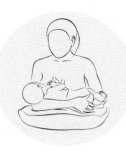

（2）交叉式

与第一种姿势类似，但喂右侧
时用左手托，喂左侧时用右手托。

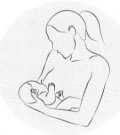

（3）橄榄球式

将宝宝抱在身体一侧，同侧胳
膊肘弯曲，手掌伸开，托住宝宝的
头部，让他面对乳房，后背靠着你
的前臂。为了舒适起见，可以在腿
上放个垫子。

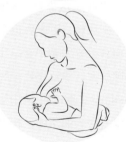

（4）侧卧式

身体侧卧，让宝宝面对乳房，
用一只手揽住宝宝的身体，另一只
手将乳头送入宝宝口中。这个姿势
非常适合产后虚弱的妈妈。

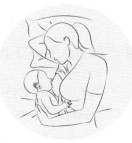

从最简单的运动开始

如果参照传统观念，很多坐月子的妈妈真的会除了上厕所外在床上躺整整 42 天。于是我们经常会听到有经验的妈妈们这样对话：

"月子真的要好好坐，我生完到现在脚后跟还会疼！"

"真的真的，我的腰也是因为经常坐着，现在还会酸呢！"

"所以真的要多躺，别下床！"

真的是这样吗？多躺才是腰酸腿疼的真凶呢！即使一个正常人久坐久躺，下床后也会腰酸背痛，严重的还会形成血栓。由于产后血液处在高凝状态，长期卧床容易形成下肢静脉血栓，甚至引发肺栓塞，导致猝死。产后静脉血栓形成概率在产后 6 周风险增加 60~80 倍，而产后 1 周内则增加 100 倍。所以适度地运动，对产后恢复有极大的帮助，既可以促进伤口愈合，也对骨关节和盆底的康复有益。

❶ 产后多久可以下床

一般来说，顺产的妈妈在分娩当天就可以下床走动，尽快排尿；剖宫产的妈妈可能身体不适，但也应在第二天下床适当走动。适当走动可以促进血液循环，避免腰背疼痛。在没有体力走动的时候，也应当在床上活动四肢。

❷ 盆底肌训练不容忽视

盆底肌是一个很容易被忽视的部位，但却在生活中起到了非常重要的作用。盆底肌，是骨盆底部的肌肉，它承托和支持着膀胱、子宫、直肠等盆腔脏器，并有控制排尿、排便、维持阴道紧缩感、增进性快感等多项生理功能。不论是顺产还是剖宫产的妈妈，在怀孕阶段，耻骨松弛激素的分泌都会让韧带和肌肉处于放松状态，所以产后都需要做盆底肌训练。当然如果能在孕前孕中和产后都保持对盆底肌的训练，是再好不过了！现在我们可能因为年轻意识不到盆底肌的重要性，但是我们会从中老年女性身上看到一些症状，比如尿失禁，或者很难憋尿，不要相信那句"等你年纪大了也会这样的！"实际情况是这部分肌肉是可以好好维护的。

（1）凯格尔运动

说到盆底肌训练，大家最耳熟能详的运动就是凯格尔运动。这个运动对于我们来说太简单啦，不需要特别的场地，不管在办公室坐着的时候，还是在家躺着或者沙发上看电视，都可以偷偷地进行练习。当然精确无误地找到这块肌肉也很重要，不然就都白练了！

（2）盆底肌在哪

- 开始凯格尔运动前需要先排空尿液，这样可以更好地帮你完成动作，也可以通过排尿时突然停尿来辅助训练。

- 放松很重要。平躺后将手放在肚子或身体两侧，调整呼吸，让呼吸均匀，身体完全放松。

- 尝试找到盆底肌的位置，可以将手指放入阴道，此时发力，用肌肉挤压你的手指，这部分肌肉就是盆底肌。
- 集中精力只收紧你的骨盆底肌肉，保持其他部位肌肉的放松，如果觉得背部和肚子酸疼，那就说明动作错误。
- 以放松的状态进行上一步的练习，可以躺着或者坐着，坚持5秒后放松，每天进行 40~50 次，不宜过多。

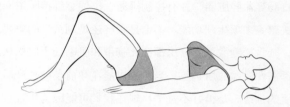

- 适当加大难度，抬起臀部练习。如果能坚持 10 秒是最好的状态，每天至少做 5 组，每组坚持 10 秒。

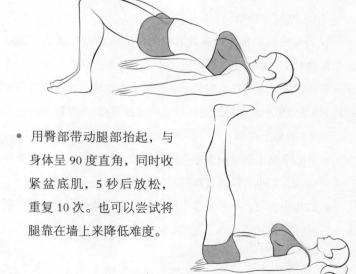

- 用臀部带动腿部抬起，与身体呈 90 度直角，同时收紧盆底肌，5 秒后放松，重复 10 次。也可以尝试将腿靠在墙上来降低难度。

- 盆底肌运动需要坚持，一般 4~6 周可以明显地感觉到肌肉的紧实。
- 所以为了我们的健康生活，千万不可忽视盆底肌的锻炼哦。

❸ 产后 0~6 周可以做的简单运动

这个阶段的运动目标是恢复性训练，增强下腹部和盆底肌，增强身体的灵活性，让身体慢慢适应从孕期到产后的过渡，此阶段千万不可以急于进行有氧和力量训练，剧烈的运动会导致子宫和伤口恢复减慢并引起出血，孕晚期耻骨松弛激素的分泌也会使妈妈们在这期间做运动更容易受伤。那么有哪些适合这个阶段的运动呢？

（1）散步

散步看起来似乎不像是运动，但是有规律的散步对产后的妈妈是非常好的运动形式。顺产的妈妈，如果体力允许当天就可以下床走动，如果产程较长或者剖宫产的妈妈则应该在分娩后 2~3 天下床走动。之后在体力允许的情况下，妈妈们可以每周至少散步 2 次，每次 30 分钟，适应后再逐渐增加次数和频率。宝宝 2 周以后，只要天气允许，就可以带他离开房间到室外活动。从 5 分钟开始，逐渐延长，满月以后的宝宝每日户外活动就可以累积达到 2 小时。和宝宝一起去户外呼吸新鲜空气和看看变化的风景也是一项不错的亲子活动哦。

（2）盆底肌运动

主要是凯格尔运动，可以参照"盆底肌训练不容忽视"一节中介绍的运动方法。

（3）肩背部运动

长时间的躺卧很容易造成腰背疼痛，妈妈们要经常下床活动一下身体，做些简单的伸展运动。

准备动作 两腿直立，两手交叉放在肩部、颈部或者高举过头顶。

动作执行 扭动身体，先转向左侧，再转向右侧，重复 10 次。

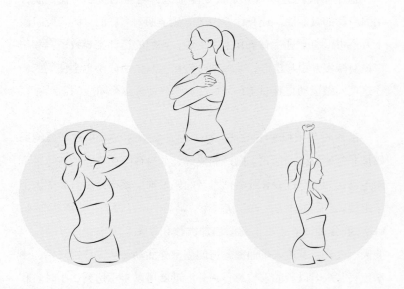

Tips

剖宫产的妈妈如果感觉这个动作会拉扯到伤口，可以先进行深呼吸，活动一下手脚，等伤口愈合后再进行四肢伸展运动。

（4）下腹部收缩运动

为了慢慢恢复下腹部的肌肉，月子期间可以练习以下动作。

准备动作 坐在椅子上，两脚着地。

动作执行 吸气，收缩盆底肌，同时慢慢抬起一条腿；慢慢呼气保持 5 秒钟；放下休息 5 秒后换另一条腿。重复 5 组。

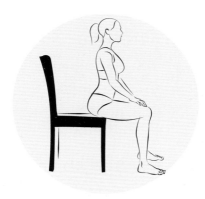

❹ 简单的身体拉伸

下面介绍的这几个拉伸动作虽然对于减脂来说效果不是很明显，但是对于产后妈妈的塑形、肌肉放松和缓解疲劳却是非常有效的。身体拉伸不仅可以缓解哺乳、抱宝宝产生的颈椎、腰椎疲劳，还可以怡养平静的情绪，缓解产后抑郁。

（1）站立前屈式

准备动作 站立，背部挺直，肩部放松。

动作执行 吸气，将你的手臂举过头顶；呼气，上半身弯曲，双手向下触碰地面；吸气，身体回正，将手臂举过头顶；呼气，手

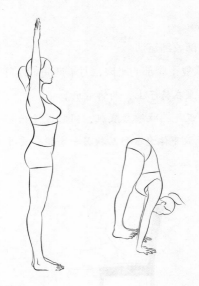

臂放于身体两侧放松。

　　　作　用　这个体式可以缓解紧张的下腹部区域，有助于盆腔血液循环。

　　（2）婴儿式

　　准备动作　跪姿，膝盖靠地，大脚趾相碰，坐在脚跟上，双膝分开，与臀部同宽。

　　动作执行　呼气，躯干向前靠在大腿上，前额靠地，手臂自然垂放于两侧，让肩膀放松自然下沉。可以停留在此姿势30秒到3分钟。

　　作　用　舒展、拉伸和放松后腰的肌肉。

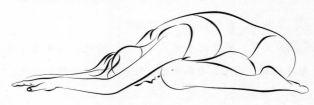

（3）胸到膝式

准备动作 躺姿。

动作执行 呼气，手抱膝盖，贴近胸部；吸气，腿推离胸部放平，臀部背部贴近地面。

作　用 加快血液循环，缓解腹部肌肉紧张感。

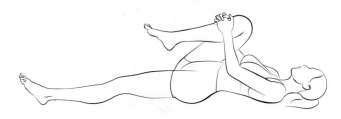

（4）战士二式（米兰达·可儿推荐体式）

准备动作 站立，跨步，使两腿分开约 3.5~4 个脚掌的距离；举起两臂，使其与地面平行，并尽可能向两侧伸展。

动作执行 打开肩胛向后，手掌向下，停留 30 秒到 1 分钟；吸气，收回到站立姿势；交换另一侧练习。

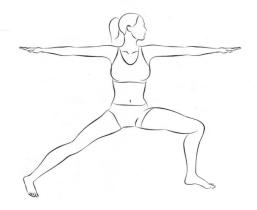

作　用　缓解神经和调节内分泌，减轻压力。

（5）上背部拉伸

准备动作　跪姿，臀部坐在脚后跟上，两臂交叉，两手紧扣。

动作执行　两臂慢慢向上举起，拉伸的时候保持呼吸均匀；一边拉伸，一边慢慢转动头部。

作　用　缓解上背部和颈部肌肉紧张。

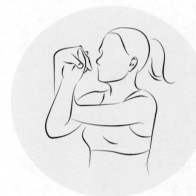

（6）肩背部拉伸

准备动作　跪姿，两脚与肩同宽，两手放在身体两侧。

动作执行　打开胸腔，手臂向后延伸，颈部后仰，保持10秒，重复5组。

作　用　缓解后背部肌肉紧张。

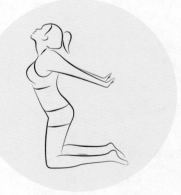

（7）猫牛式

准备动作 跪姿，手臂和大腿与地面垂直，背部、面部、颈部与地面平行。

动作执行 呼气，慢慢拉下尾骨和头部，使背部反拱，小腹内收，眼睛看向收紧的小腹；吸气，慢慢抬头，尾骨向上拉起，小腹向地面的方向压，眼睛正视前侧，放松。进行猫牛式时，过程要慢，重复 15 次。

作 用 缓解脊椎疲劳。

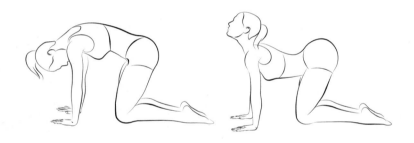

❺ 产后 0~6 周运动注意事项

- 不宜做深蹲、憋气、负重的动作。这些动作容易增加腹压，引起子宫脱垂、伤口出血、阴道松弛、痔疮、阴道壁膨出等问题。

- 不宜剧烈地跑跳和过度拉伸。由于耻骨松弛激素的影响，关节和韧带仍处于松弛状态，剧烈的运动和拉伸容易对这些部位造成伤害。

- 不宜进行水中的运动。虽然游泳非常适合产后身材的恢复，但此时剖宫产伤口或者阴道侧切撕裂伤口还未完全恢复，容易受到各种细菌侵入，造成感染。

产后恢复的九大秘诀

- 母乳喂养。母乳喂养宝宝的妈妈每天可以额外消耗 500 大卡的热量（500 大卡 = 慢跑 1 小时），而不是母乳喂养宝宝的妈妈则需要通过其他运动来消耗这部分热量。

- 刚生产完的妈妈即使没有过多的体力运动，也要经常下床走动，做些伸展运动活动手脚和肩背部。

- 每周至少 2~3 次散步，每次至少 30 分钟。可以帮助妈妈尽快提高新陈代谢的速度，让滞留在身体的水分尽快排出，避免水肿。

- 每一餐都保证营养均衡，少吃多餐，多吃一些高营养低热量的食物，促进伤口愈合，保证自身和母乳的营养。

- 避免在饮食中摄入过多的糖和淀粉类碳水化合物，比如精米、白面、饮料及含糖量高的水果等。

- 保证每天足量的蔬菜摄入量，以促进胃肠蠕动，预防产后便秘。

- 充足的睡眠。小月龄的宝宝虽然睡眠时间很长，但每次睡眠只有 30 分钟到 3 小时左右，妈妈需要频繁哺乳，很多时候会觉得疲惫不堪，秘诀就是宝宝睡觉的时候，妈妈也抓紧睡觉，和宝宝保持同步。

- 每天补充含 DHA 的多种维生素，哺乳期需要全面的营养，有助于产后恢复。
- 找到动力的源泉，并时刻激励自己坚持下去。

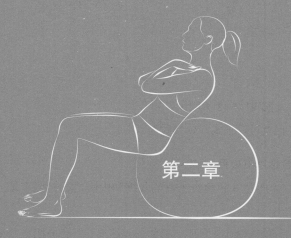

第二章

第二阶段

（产后 7~12 周）

42 天产后检查

大家产后一定要记得 42 天回医院检查恢复的成果怎么样了。完成这个检查我们就可以正式开始产后运动啦!

42 天检查包括以下项目:

- 子宫检查。通过 B 超检查子宫的收缩和内膜情况,恶露是否完全排出。

- 盆底检查。检查盆底肌、阴道壁的恢复情况,是否有阴道壁膨出、子宫脱垂、尿失禁等状况。

- 妇科检查。通过内诊、B 超及分泌物检测,来了解会阴、阴道伤口、宫颈及子宫、输卵管、卵巢是否恢复到孕前状态,阴道分泌物有无异常等。剖宫产的妈妈还要查看腹部伤口的愈合情况。

- 乳房检查。检查是否有乳腺堵塞发炎的情况。

产后运动的禁忌和注意事项

❶ 顺产后什么时候恢复运动

前文我们介绍了一些简单的拉伸动作，通过了 42 天检查，医生确认了身体恢复情况后，顺产的妈妈在咨询医生许可后，就可以正式开始恢复运动了！

❷ 剖宫产什么时候恢复运动

从这一章开始的产后运动时间都是针对顺产后、伤口完全恢复的妈妈来讲的。剖宫产的妈妈产后 3 个月（确认伤口完全愈合）后才能正式恢复运动，请自动顺延。

❸ 产后运动强度如何控制

产后如何开始运动，我们只能用一句话来回答你：听从自己身体的声音。因为每个妈妈在孕前和孕期的运动方式、运动强度都是不一样的，有些妈妈产前就有运动习惯（如慢跑、力量训练、瑜伽等），产后她们能恢复运动的时间更快一些，强度也更大；而有些妈妈产前完全没有运动习惯，那么这时的恢复训练就该从最简单最容易的运动开始，比如快走、简单的瑜伽等，逐步提高自己的运动强度。

❹ 产后运动应注意的事项

- 如果不想运动到一半涨奶，或者不想带着两颗"大石头"运动，一定要先给宝宝喂个奶，将乳汁排空。
- 运动前要先热身，不管什么时期做运动，运动前都要热身，避免运动过程中受伤。
- 运动过程中注意补水，不然就会又有妈妈说："我运动后奶变少了。"
- 千万记得选择专业的运动文胸。母乳喂养并不会导致胸部下垂，真凶是很多妈妈在孕期和哺乳期不戴有支撑性的哺乳文胸和错误的哺乳姿势。
- 运动量的增加一定要循序渐进，不能急于求成和追求高难度的动作。
- 一旦运动过程中出现任何不适，头晕、疲劳或者出血及其他情况，请立即停止运动。

腹直肌分离

听到产后运动，好多妈妈是不是第一个就想做腹部运动？比如仰卧起坐，平板支撑等。

"对啊对啊！肚子上的肉肉最难看了！"

产后腹部松弛的肌肉由于不能马上恢复到原有的形态和位置，所以是最影响美观的。但是如果这时就盲目地针对腹部肌肉进行锻炼，就大错特错了啦！在恢复腹部运动前，妈妈们需要自查一下是否存在腹直肌分离的情况。

❶ 什么是腹直肌分离

在孕晚期，增大的子宫会将腹肌拉长，使两条腹直肌从腹白线的位置分开，这种现象就是腹直肌分离。腹直肌分离的程度越深，腹部的肌肉力量就越弱，对腰背部的承托力会减少，所以妈妈们产后就会出现腰背疼痛。

❷ 如何判断腹直肌分离

有一个简单的方法帮助我们判断腹直肌分离。

- 仰卧，两腿弯曲，露出腹部。
- 左手支撑在头后方，右手食指和中指垂直探入腹部，放松身体。
- 然后将上身抬起，感觉到两侧腹肌向中间挤压手指。
- 如果感觉不到挤压，那么就把手指向两边移动，直到找到紧张的肌肉 。
- 测量两侧肌肉间的距离。

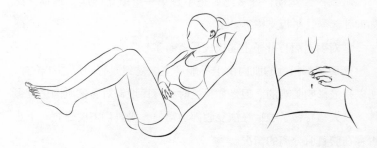

自测结果如下：

- 正常：2 指以内（含 2 指）。
- 需改善：2~3 指。
- 需就医：3 指以上。

如果两侧肌肉的距离在 2 指及 2 指以内，那么恭喜你，可以开始腹部运动啦；如果在 2~3 指之间，则需要注意不可以进行躯干弯曲和扭转的负重练习，这会使分离的情况更加严重；如果大于 3 指就属于比较严重的情况，有可能会引起疝气（小肠从腹壁凸出到体外），需要及时就医。

❸ 腹直肌分离恢复训练

根据自测结果，如果腹直肌分离距离在 2~3 指的，暂时先不要开始腹肌训练哦，可以通过以下恢复训练先改善腹直肌分离的情况。

（1）站姿收腹

准备动作 背对墙站立，将上身靠在墙上（保持中立位，后脑勺、背部、臀部贴在墙面），两脚距离墙大概 30 厘米。

动作执行 吸气准备；呼气，腰椎去贴墙面；吸气还原。每组 10~15 次，重复 2~3 组。

注意事项 避免手臂向后推墙，尽可能让腹部向内收，主动靠近墙壁，想象用肚脐向墙壁方向靠近的感觉。

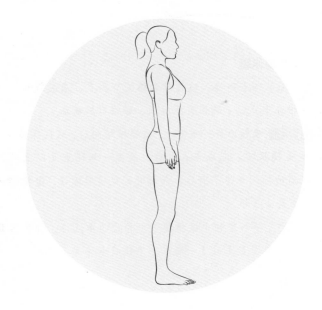

（2）跪姿收腹

准备动作 四点跪姿，髋关节和膝关节垂直，肩关节和腕关节垂直，脊椎在中立位（胸椎自然后屈，腰椎自然前屈）。

动作执行 吸气，小腹自然放松；呼气时，用力将小腹向内收回。每组 10~15 次，重复 2~3 组。

注意事项 整个过程不要改变脊椎的中立位，只有腹部在活动，想象将肚脐拉向腰椎的感觉。

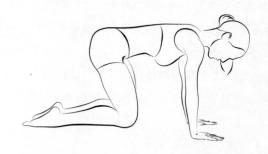

（3）跪姿伸腿

准备动作 四点跪姿，髋关节和膝关节垂直，肩关节和腕关节垂直，脊椎在中立位（胸椎自然后屈，腰椎自然前屈）。

动作执行 吸气准备，呼气时，右腿缓缓向后，吸气保持不动；呼气缓缓将腿收回。完成 4~6 次后，换另一侧腿重复以上动作。当可以很好地控制身体平衡后，开始进行交替腿练习，每侧腿伸出 4~6 次，重复 2~3 组。

注意事项 整个过程中保持躯干、骨盆的中立位，身体不要偏离中心线，想象骨盆上放了一瓶水，不让瓶子掉落。

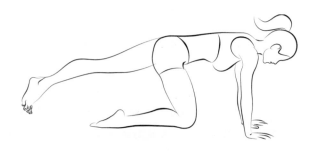

（4）仰卧收腹

准备动作 仰卧，两腿弯曲，两脚分开与髋同宽。骨盆和脊椎保持中立位，两手放于体侧。

动作执行 呼气，抬起右腿（膝关节弯曲90度）；吸气，右腿下落。完成 6~8 次，换另一侧重复 2~3 组。当可以很好地控制身体平衡后，开始进行两腿交替抬起的动作，好像在空中走路一样交换腿，每组 8~10 次，重复 2~3 组。

注意事项 动作过程中始终保持腰椎和骨盆的稳定，特别是腿下落过程中，注意腰椎不要拱起。

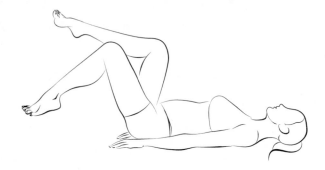

（5）仰卧蹬腿

准备动作 仰卧，下巴微收，两手扶住左腿小腿上方，腰椎压住垫子。

动作执行 吸气准备，呼气，左腿向远处蹬出，完成6~8次，换另一侧腿，每组6~8次，重复2~3组。

注意事项 用手扶腿时，尽可能向胸口按压，令腰椎压向垫子，另一条腿尽量伸向远处，同时保持腰椎不要抬起。

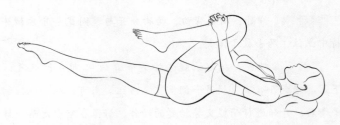

（6）平板支撑

准备动作 俯卧，肘关节与肩关节垂直，膝关节撑地，保持上身平行于地面。

动作执行 保持身体稳定，停留1分钟。也可以将膝关节离开地面，做完全式平板支撑。在动作标准的情况下，保持时间越长越好。

注意事项 整个过程中不要塌腰，收紧腹部，不要塌肩，肘关节用力压向垫子。

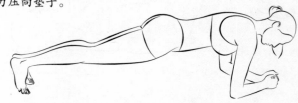

哺乳期间如何正确地运动

产后 7~12 周的妈妈，大多数还处于哺乳期，这可是"越奶越瘦"的黄金时期，可是心中的小魔鬼经常会这样告诉我们：

"我要带宝宝呢，真的没有时间做运动！"

"我要哺乳呢！当然要多吃一点！"

"等过了哺乳期再开始运动吧！"

"哺乳期不可以运动，运动后母乳会变酸奶，宝宝不能喝了！"

"哺乳期运动母乳会变少的！"

于是，管不住嘴，迈不开腿，各种借口让你的身材与"魔鬼身材"越走越远。所以让我们来逐一击破这些"借口"吧！

❶ 又要母乳喂养又要带宝宝，哪有时间运动呢

时间挤挤总会有的，一般宝宝喝母乳的间隔大于 1 个小时，或者利用宝宝睡觉的时间。可以选择离家较近的健身房，也可以在家就开始运动。不要拘泥于时间或者场地的限制，给自己一点时间，做做运动，思考下每天做些什么，如何安排这些时间，让自己从那个手忙脚乱、蓬头垢面的形象中走出来，会感受到一个不一样的自己。

❷ 真的吃得越多，母乳量越多吗

之前母乳喂养期间的饮食已经提过啦，母乳的主要成分是水，所以每天最主要的是保证足够的饮水量（一般 2 升左右），妈妈们应该尽量选择高营养低热量的食物来保证母乳中的营养供给。但是如果食物的热量过高造成营养过剩就会通通变成脂肪长到妈妈身上哦！这样给产后运动增加了一定的难度。

❸ 哺乳期的妈妈可以运动吗

当然可以。顺产 6 周以后（剖腹产顺延到 3 个月后），医生检查完全恢复后，妈妈们就可以逐渐恢复运动了，母乳喂养本身可以让妈妈每天额外消耗 500 大卡，可以比不哺乳的妈妈每天少跑 1 个小时！再配合运动的话，效果就更棒了！

❹ 运动后母乳会变酸吗？这样的母乳对宝宝会有影响吗

担心这个的妈妈还挺多，运动后血液中的确含有乳酸，乳酸分子较小，会穿过母乳屏障进入母乳影响它的口味，但是对宝宝健康并没有影响。如果担心宝宝抗拒这种味道，可以运动后 30 分钟再哺乳，这时母乳中的乳酸水平已经回到运动前了。

❺ 哺乳期运动，母乳会变少吗

　　有些妈妈发现运动后奶量变少了，就感觉一定是运动影响母乳量了！其实大多数情况是因为运动中会大量消耗人体的水分，这时如果妈妈没有注意水分的补充，喂奶时就会发现母乳好像变少了呢！

❻ 哺乳期我们应该如何正确地开始运动呢

- 首先运动前，我们先给宝宝喂一次奶或者用吸奶器排出适量乳汁，避免乳房的过分充盈。一来这样可以避免宝宝长时间不能喝奶哭闹，也可以避免涨奶造成运动过程中的乳房不适。

- 运动时一定要穿着专业的运动内衣。运动时，我们的胸部会随着动作起伏上下抖动，越大的胸围，振幅也就越大。穿着合适专业的运动内衣，可以保护我们的胸部组织不受到过度的拉伸，对胸部有一定的支撑作用。日常的内衣没有针对运动时的状况设计，在运动中穿戴会对胸部造成一些影响，例如：导致胸部不紧实、影响胸型，严重的会引起胸部下垂。所以如果不想母乳后胸部下垂，千万不可偷懒直接穿着哺乳内衣去运动。

- 母乳和运动都会消耗身体大量的水分，所以补充水分对妈妈来说非常重要。运动前请补充大量的水分，运动中每 15~20 分钟补充一次（小口少量饮用，避免剧烈运动时造成呕吐），运动后继续补充大量水分。

- 运动前需要充分的热身。由于大部分妈妈孕期产后已经有很长一段时间没有运动了，加之耻骨松弛激素还没有恢复到孕前的水平，运动中韧带和关节很容易受到伤害。因此运动开始前，做些简单的拉伸动作，或者在跑步机上慢跑几分钟，让身体温度上升，关节变得润滑，氧气能更快地传递到肌肉，运动效率会变得更高。

- 选择无氧运动和有氧运动相结合。无氧运动可以选择一些自重或者抗阻力训练，有氧运动可以选择慢跑、椭圆机这类。我们可以通过无氧运动来增加身体的肌肉含量，提高代谢速度，通过有氧运动来减少身体脂肪。

- 做一些上肢运动可以有助于妈妈产奶哦。妈妈们可以借助小哑铃或者全身抗阻力训练（TRX）工具做一些上臂部的训练，在塑造手臂线条的同时可以增加奶量哦。

- 不要长时间卧躺训练或者施力在你的胸部。对于刚开始哺乳的妈妈，胸部会比较脆弱，如果运动过程中有一些动作会压迫胸部，需要把每一组动作时间控制在 5 分钟以内。

- 运动后一定要做好拉伸。拉伸有助于乳酸的代谢消除，减轻肌肉的酸痛感，更重要的是有利于塑造肌肉的优美线条。

- 运动后 30 分钟哺乳。运动后洗个澡或者稍加休息，这时妈妈体内的乳酸水平就基本可以降到运动前啦，对宝宝来说，和之前的乳汁相比，已经没有什么区别了。

7~12 周开始轻度运动

完成了 42 天检查、腹直肌分离自测，了解了哺乳期运动的注意事项，我们就可以开始正式准备运动啦！

和一般的运动步骤差不多，产后运动也需要遵循这样的顺序：运动前热身—有氧 / 无氧运动—运动后拉伸。

① 运动前的热身

热身可以让身体主动发出"我要开始运动了"的信号，让你在提升体温的同时做好发力准备，使你的身体更"适合"运动，有效避免运动损伤，更安全地消耗更多热量。运动前可以先在跑步机上快走或慢跑 5~10 分钟来提升体温，然后开始活动身体的各个关节和部位。

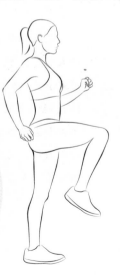

第一步：原地踏步（3 分钟）

有规律地前后踏步，抬高大腿，有节奏地摆动手臂，保持肘部弯曲，两手轻轻握拳。

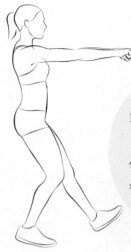

第二步：压脚跟（1分钟）

　　两只脚轮流向前伸，保持前脚脚尖离地，以每秒1次的频率向下压60次。

第三步：高抬腿（30秒）

　　挺直腰背站立，高抬左腿，使大腿、小腿呈90度角，同时用右手去触碰左膝；再高抬右腿，使大腿、小腿呈90度角，同时用左手去触碰右膝。注意收紧核心肌肉群，用以支撑站立的腿稍微弯曲。左右腿交替进行。

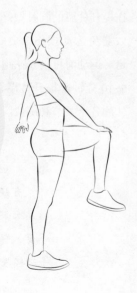

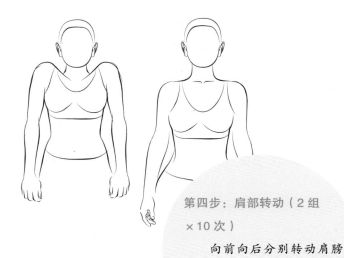

第四步：肩部转动（2 组
×10 次）

　　向前向后分别转动肩膀
5 次，充分活动肩膀，保持两
手放松垂于身体两侧。

第五步：蹲下起立（10 次）

　　两腿与肩同宽，手臂
向正前方伸展，膝盖活动
弯曲向下，保证弯曲幅度
在 10 厘米以内，恢复站姿，
重复 10 次。

❷ 7~12 周可以做的运动种类

这个阶段的运动目标：轻量级的运动，包括快走、慢跑和更多稍具挑战的运动。这个阶段可能还需要更多的时间陪伴宝宝，所以尽量选择一些在家就可以完成的运动。

（1）快走/慢跑

7~12 周可以逐渐将散步改成快走，如果孕前就有慢跑习惯的妈妈，也可以尝试慢跑，但时间不宜过长，应控制在 30 分钟左右。同时，在运动过程中要注意补充水分，如果有头晕不适，就要立刻暂停，不能勉强。

（2）凯格尔蹲坐

这个动作是凯格尔运动的增强版。

准备动作 坐在椅子上，两手放在胸前。

动作执行 慢慢站立，然后有意识地收缩盆底肌；慢慢下蹲，直到再次靠坐到椅子上。每组 12 次，重复 3 组。

增 强 版 可以尝试单腿站立完成。

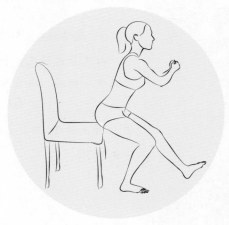

（3）卷腹式打浪

准备动作 平躺，膝盖弯曲 90 度，两腿高举，两手举过头顶。

动作执行 抬起上背部，感觉腹肌的收缩；两腿慢慢伸展，交叉，保持与身体呈 90 度，手臂伸直；保持这个动作，交替两腿的位置，越慢越好，每组 8 次，重复 3 组。

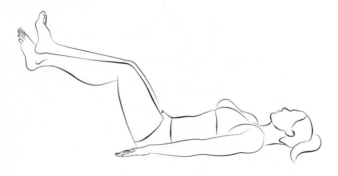

（4）平板支撑

准备动作 俯卧，肘关节与肩关节垂直，保持上身平行于地面。

动作执行 保持身体稳定，停留 1 分钟，在动作标准的情况下，保持时间越长越好。

注意事项 整个过程中不要塌腰，收紧腹部，不要塌肩，肘关节用力压向垫子。

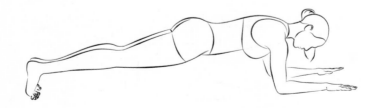

（5）腘绳肌屈伸

准备动作 平躺，脚后跟垫块小毛巾。

动作执行 收缩腹肌和大臀肌；滑动脚后跟，伸展两腿，尽可能地远离你的身体；再慢慢将两腿收回。整个动作臀部不能着地。每组 10 次，重复 3 组。

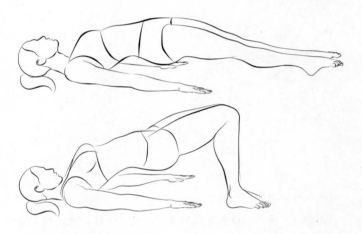

（6）四足跪姿

准备动作 跪姿，两手两脚支撑在垫子上。

动作执行 伸直你的左手臂和右腿，与地面平行；收紧臀部，保持 10 秒，然后换另一侧。每侧 10 次，重复 3 组。

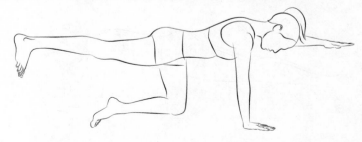

（7）腹部力量的恢复

产后 7~12 周，感觉自己体重下降了很多，但肚子还是圆圆的，有点松弛，又或者有些妈妈肚子已经平了，腰腹力量却没有了，这个时候我们就需要通过一些简单的动作来增强腰腹力量，下面这组动作能够舒缓地重建核心肌群，妈妈们可以逐步练习。

Level 1：基础呼吸法

准备动作 将两手自然放在身体两侧，膝盖弯曲，两脚着地，保持脊椎的自然曲线，呼吸缓慢而深入。

动作执行 呼气，同时收紧腹部肌肉，感觉肚脐向背部挤压，保持 5 秒钟；吸气，放松。每组 5~10 次，重复 3 组。

注意事项 当可以自如地控制腹肌的收缩时，开始练习 Level 2 的动作。

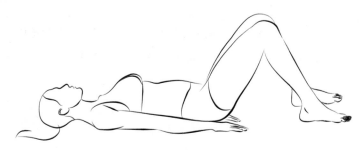

Level 2

准备动作 将两手自然放在身体两侧，膝盖弯曲，两脚着地。

动作执行 使用 Level 1 的基础呼吸法，保持单腿固定，另一条腿向前划出，至与地面平行，然后收回到起始位置。每条腿 20 次，重复 3 组。

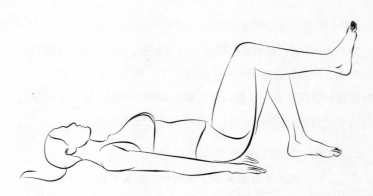

注意事项 整个过程要保持脊椎的自然曲线，不要整个背部紧贴地面。收紧腹部是为了在腿和下腹部肌肉工作时稳定骨盆，避免拉伤背部肌肉，保护脊椎。当可以很舒适地完成这个动作时，开始练习 Level 3。

Level 3

准备动作 将两手自然放在身体两侧，膝盖弯曲，两脚着地。

动作执行 使用 Level 1 的基础呼吸法，保持单腿固定，另一

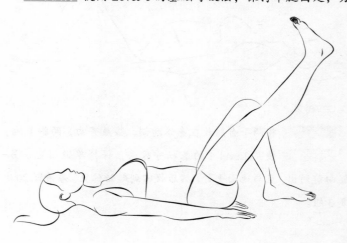

条腿抬高与地面平行，然后将腿伸直（距离地面越近越好），保持
5~10 秒；回到与地面平行的位置，再缓缓放下；换另一侧腿，每
侧 20 次，重复 5 组。

注意事项 当可以保持脊椎与背部不动，腿部伸直后距离地面
4~5 厘米，5 组不间断地完成，就可以开始 Level 4 了。

Level 4

准备动作 将两手自然放在身体两侧，膝盖弯曲，两脚着地。

动作执行 保持 Level 1 的基础呼吸法，同时将两腿抬起，膝

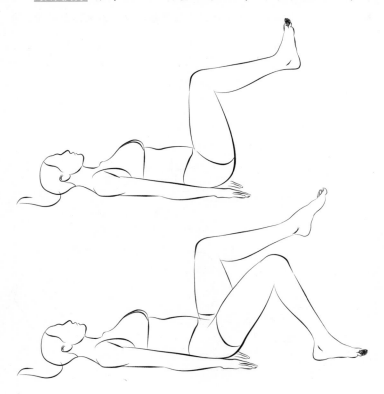

盖超过臀部，小腿与地面平行；左腿保持不动，右腿慢慢放回地面（保持膝盖弯曲）；再将右腿抬高至与地面平行位置；换另一条腿，每侧 10 次，重复 5 组。

注意事项 当可以保持脊椎和背部不动，轻松完成这个动作时，开始练习 Level 5。

Level 5

准备动作 将两手自然放在身体两侧，膝盖弯曲，两脚着地。

动作执行 保持 Level 1 的基础呼吸法，同时将两腿抬起，膝盖超过臀部，小腿与地面平行；左腿保持不动，右腿向前延伸，与

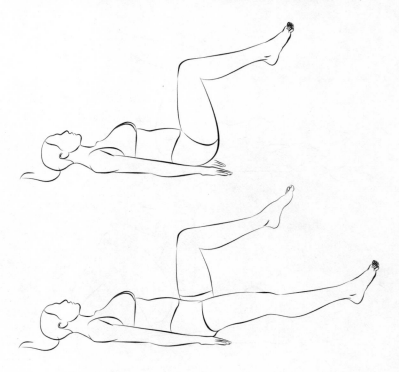

地面平行；右腿回到起始位置，换左腿。每侧 20 次，重复 5 组。

注意事项 当可以保持脊椎和背部不动，轻松完成这个动作时，
开始练习 Level 6。

Level 6

准备动作 将两手自然放在身体两侧，膝盖弯曲，两脚着地。

动作执行 保持 Level 1 的基础呼吸法，同时将两腿抬起，膝
盖超过臀部，小腿与地面平行；将两腿同时沿着臀线的方向伸展，

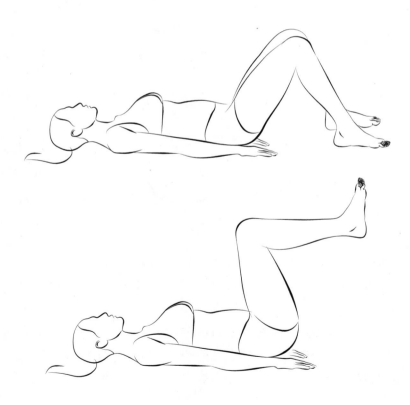

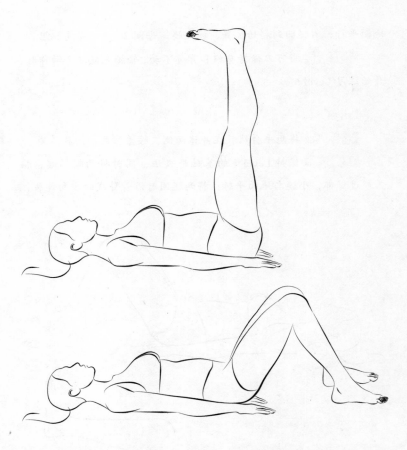

慢慢贴近地面，保持脊椎和背部不动；收紧腹肌，将两腿再次抬高
至与地面垂直。最后，还原至初始位置。每组20次，重复5组。

　　这些只需要一张瑜伽垫或者一把椅子就能完成的运动是不是
很简单！每个动作也只需要几分钟完成，但Jessica每次都会抱怨：
"真的没有时间，想看会儿手机都只能等晚上娃睡着以后。"

我的心得就是："每天清晨都是我的时间，6 点半起床，老公还没起床可以陪宝宝睡会儿，我就先来一杯咖啡或者果汁，开始做瑜伽或者运动半小时，然后做早餐，这时差不多宝宝也醒了，开始喂奶。"

是的，我们总是可以有办法挤出点时间，即使每天只有几次，每次只有几分钟的时间，这样的练习也是有用的。我们可以在宝宝小睡的时候交给家人照顾一会儿，或者尝试运动时让宝宝看着你，你可以继续保持和他说话，渐渐的，运动就可以融入你的生活。

❸ 运动期间需要避免受伤

产后 7~12 周的妈妈还处于一个过渡阶段，所以运动过程一定要循序渐进，避免一些运动过程中的伤害。

- 运动前一定要热身 5~10 分钟，让体温升高，关节润滑。
- 产后这个阶段耻骨松弛激素还在影响我们的关节和韧带，这时我们练瑜伽或者拉伸动作时会觉得特别顺利，柔韧性比以前更好了，这是耻骨松弛激素带给我们的错觉，这时如果加大拉伸的强度，就会造成关节和韧带的损伤。
- 哺乳期要注意避免施力在胸部的运动，此时妈妈的胸部处于比较脆弱的阶段，一些拉扯或者压迫胸部的动作会造成胸部及乳腺受伤。

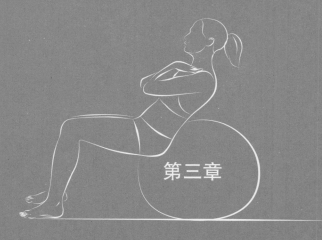

第三章

第三阶段

（产后 12 周以后）

这个阶段的运动目标：通过中等强度的运动，帮助妈妈们尽快恢复到孕前的身体状况。经过之前几周的运动，你会发现自己的体重开始逐步减轻，但这时可能会遇到一些阻碍——平台期。你的体重是不是在一段时间内保持平稳了？这时我们就需要开始中等强度的训练，并逐渐加入力量训练。

可以做的运动种类

通过 7~12 周的运动恢复，你明显可以感觉到自己的体能和力量都增强了，但是如果按一个惯例去运动，肌肉适应某种运动形式后，消耗的热量就会减少。所以想要消耗更多的热量，可以将不同的运动结合起来，比如每周慢跑、骑车、游泳交替进行；再比如有氧运动和力量训练相结合。

❶ 健身房运动

每周如果可以安排 3 天抽出 1 小时回归健身房这是再好不过了，健身房提供了更多的设备和器材，让我们可以进行更全面的训练。对于健身房的选择，最好可以选择离家 10~15 分钟的路程，这样每次训练完基本上能在 1.5 个小时内回家哺乳或者照顾宝宝。如果有的健身房提供宝宝托管服务，那对妈妈来说就太棒了。记得哦，哺乳期的妈妈一定要特别注意整个运动过程中保持补水。

　　健身房训练：一般我们会选择宝宝午睡的时间去健身房。运动前给宝宝喂个奶，换好尿布，哄睡，然后交给家人照看。一般宝宝睡 2 个小时左右，足够我们去健身房练完 1 小时回家啦。每次运动后心情都超级好，因为又有借口可以经常添置一些好看的运动装备了，购物带来的快乐总是可以让女人各个不同阶段都愉快起来。

　　（1）运动前的热身

- 快走、慢跑或者椭圆机 5~10 分钟。
- 关节热身：请参考第二章中关于"运动前的热身"中的内容。

　　（2）可以做的运动种类

有氧运动：

- 跑步机：一般速度"5"快走 10 分钟，速度"6~6.5"跑 30 分钟，再速度"5"快走 5 分钟。
- 椭圆机：阻力"5"，40 分钟即可。
- 固定式单车：中速 30 分钟。
- 游泳：游泳 30 分钟。顺产后的妈妈，确认会阴部已完全恢复后就可以游泳了，但对于游泳池的选择一定要特别注意，尽量选择卫生条件良好，人较少的泳池，避免感染。

无氧运动：

对于刚开始恢复力量训练的妈妈，可以先挑选一些适合的自重训练，再逐渐增加重量。

（3）TRX（全身抗阻力锻炼）

TRX 的全称 Total Resistance Exercise，即"全身抗阻力训练"的意思。它可以帮助妈妈们完成几乎全身肌肉的训练，提高力量、柔韧性和核心稳定性。TRX 悬挂绳只要找到一个悬挂点，不论是健身房还是家里都能成为理想的健身场所。

TRX 深蹲

准备动作 站姿，面对悬挂带，两脚分开与肩同宽，两手拉紧绳子。

动作执行 伸手拉直悬挂带，臀部重心向后蹲坐，呈深蹲姿势，保持胸部和腹部肌肉处于紧张状态；膝盖微微打开，控制力量；臀部发力将身体抬起，慢慢站立。每组 10~12 次，重复 3 组。

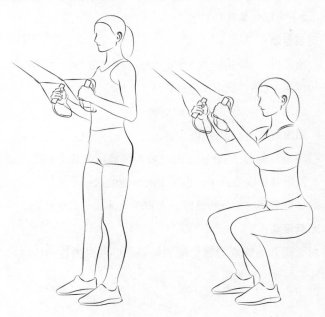

TRX 上拉

准备动作 站姿，面对悬挂带，两脚分开与肩同宽，两手拉紧绳子。

动作执行 拉住悬挂带，身体慢慢往后靠，直到与地面约成45度角。注意让你的肩部、臀部和膝盖保持在一条直线上。重心稳住，手臂和后背肌肉慢慢用力，把身体拉高直至两手与肩部平齐。控制住身体，再慢慢往后靠，重复上一动作。每组10~12次，重复3组。

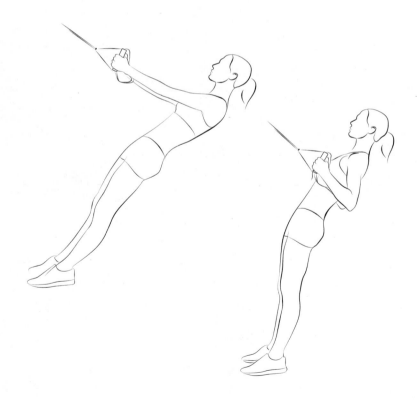

TRX 箭步蹲

准备动作 站姿，面对悬挂带，两脚分开与肩同宽，两手拉紧绳子。

动作执行 伸手拉紧悬挂带，右腿屈膝下压，重心前移，左腿膝关节不要超过脚尖，右腿同时尽量下压；利用臀部力量带起后腿站立，重心后移回到起始位置。换边，每组 10~12 次，重复 3 组。

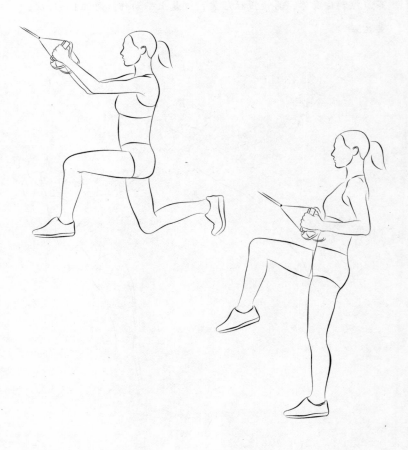

TRX 胸推

准备动作 站姿，背对悬挂带，抓住手柄，双臂前推，握紧悬挂带。

动作执行 身体慢慢朝着两手的位置前倾，直至胸部到达与手齐平的位置，注意保持膝盖、臀部和肩部在一个平面上。两手往前用力，让身体回到起始位置。每组 10~12 次，重复 3 组。

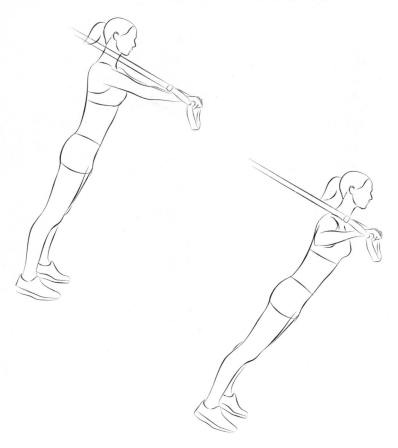

TRX 俯卧撑

准备动作 面朝下，两手撑地，双膝跪下，把脚伸入足环，用脚面勾住足环。

动作执行 双膝离地，腿绷直，用手臂的力量支撑起整个身体，腰不要下陷，保持核心收紧，保持30~60秒。降低膝盖轻轻地落到地上。重复以上动作，每组10~12次，重复3组。

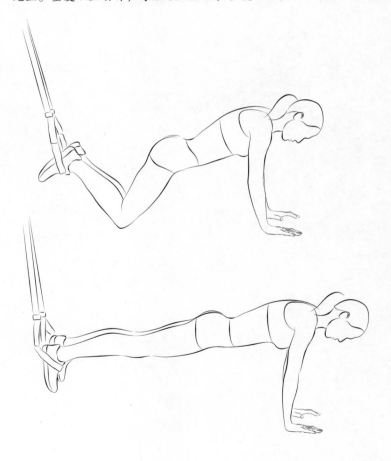

TRX 腿勾

准备动作 面向悬挂带向后躺下，两手平放在身体两侧，两脚伸直踩在吊绳握把上，夹紧臀部并收腹使臀部离地。

动作执行 膝盖弯曲，让两脚向身体方向勾回，直到膝盖到达臀部上方。重复以上动作，每组10~12次，重复3组。

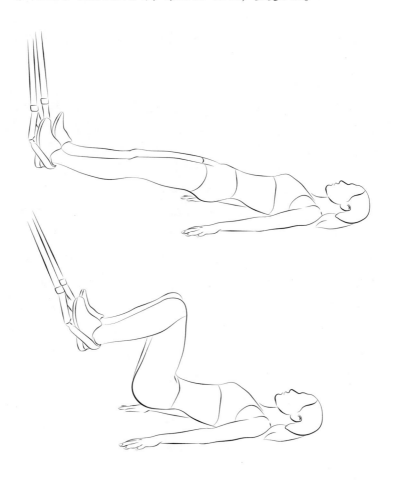

❷ 家庭运动

对于一个人带宝宝的妈妈来说，去趟健身房可没这么简单，我会给出这样的建议：

在家利用碎片式时间训练是一样的哦，运动贵在坚持。清晨、午睡、晚上宝宝睡着以后，还可以把宝宝放在推车或者餐椅上看着妈妈做运动。你要准备的就是一张瑜伽垫、瑜伽球、哑铃、弹力带或者其他一些小工具，这些都很容易在商店或者网上买到。

（1）瑜伽

通过 0~12 周简单的拉伸训练，这时的你可以开始练习难度稍大的瑜伽动作了。

半鱼王式（米兰达·可儿推荐体式）

准备动作 坐在地面上，两腿向前伸直。

动作执行 弯曲右膝，大腿和小腿折叠，把右脚压在腿部下方；弯曲左膝，抬起左腿，使左脚踝外侧触碰到放在地面上的右大腿外侧，左腿胫骨与地面垂直；躯干向左转 90 度，直到右腋窝抵住左大腿外侧，把腋窝越过左膝盖；呼气，伸展右手臂绕左膝盖扭转；左手置于臀部后方，手指指向后方，颈部可以向左转动，注视左肩前方，或者颈部向右转动，注视眉心（颈部向左转时的脊椎扭转幅度比向右转更大一些），保持 1 分钟；慢慢地放松，右腿伸直，然后左腿伸直；在另一侧重复这个姿势。

注意事项 由于横膈膜受到脊椎扭转的挤压，呼吸起初会变得急促，但是不要紧张，经过一段时间练习，就可以正常呼吸了。

作 用 这个动作能够刺激肝脏和肾脏，放松肩膀、臀部和

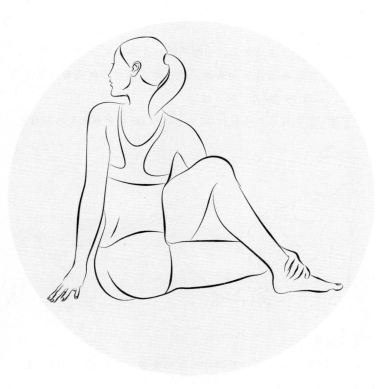

颈部，缓解坐骨神经痛和背部疼痛。

（2）简单的自重训练

自重训练按照字面意思理解，就是利用自身体重而非器械进行训练。这种训练方式对场地没要求，可以随时随地进行，而且简单有效，还解决了器械健身的一些弊端。自重训练还有一个优点：它对关节损伤很小。你最大的负重就是你的体重，而你的关节可以完全承受住你身体的重量，自重训练可以协调你全身的力量。

俄罗斯转体

<u>准备动作</u> 坐在地板上，抬起两腿，身体以 V 字形保持平衡。

<u>动作执行</u> 转动身体向右侧，让手部去触碰右侧地面，然后换另一侧。每组 15~20 次，做 3 组。

<u>增强版</u> 可以两手握杠铃(1~2公斤)或者重力球来增加难度。

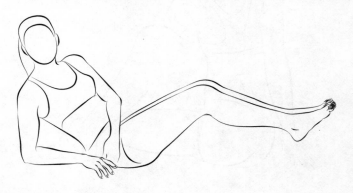

平地登山

<u>准备动作</u> 从标准俯卧撑作为起始姿势，身体呈一直线，肘部伸直，两手在双肩正下方。

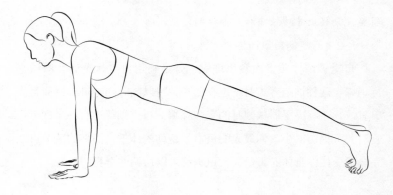

动作执行 保持身体其他部位不动，弯曲左腿，让左膝贴近胸部，然后左脚恢复着地；更换另一侧腿，两腿交替完成算一组，每组 10 次，重复 3 组。

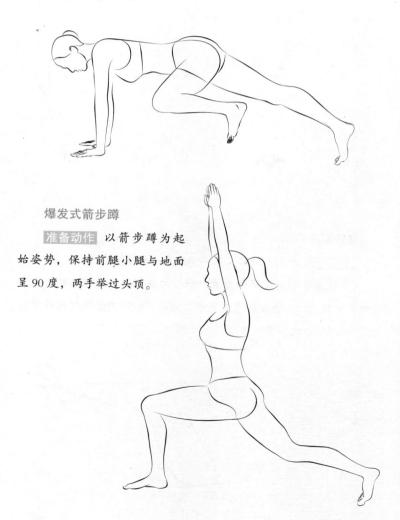

爆发式箭步蹲

准备动作 以箭步蹲为起始姿势，保持前腿小腿与地面呈 90 度，两手举过头顶。

动作执行 稳定身体，保持后腿膝盖弯曲，并向上方抬起，感觉膝盖要碰到胸口，手臂同时后摆；回到起始姿势，换另一侧膝盖。每组左右腿各12次，重复3组。

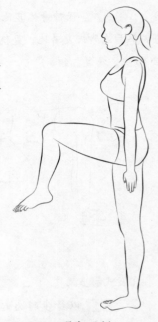

仰卧举腿

准备动作 平躺，腿部交叉弯曲，两手放于臀部两侧。

动作执行 利用下腹部力量，手作为辅助，将腿臀抬起，保持上背部紧贴地面，并保持骨盆稳定，利用下腹部力量缓缓地将身体放下。每组10次，重复3组。

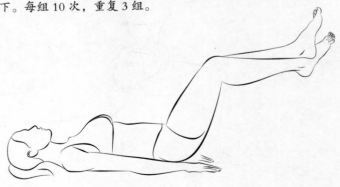

蛙式深蹲

准备动作 两腿分开站立，略宽于臀部，脚尖朝外，臀部保持垂直朝下。

动作执行 腰部保持直立开始下蹲，指尖碰触地面；站起时同时跃起，落地回归蹲姿，膝盖不要超过脚尖，腰背反弓。每组 15 次，重复 3 组。

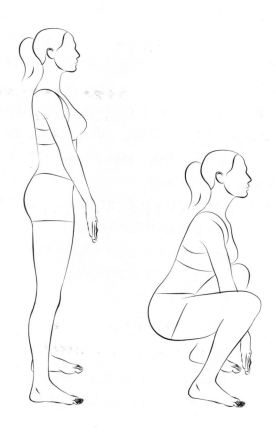

（3）借助瑜伽球的运动

瑜伽球是非常推荐的一个小工具，它陪伴我度过了整个孕期和产后恢复阶段，利用瑜伽球不仅可以在孕期缓解肌肉酸痛，有效地缩短分娩过程，减轻分娩的疼痛，产后还可以帮助妈妈们恢复盆底肌。

在开始这项运动之前，我们首先要选择一个适合自己的瑜伽球。

瑜伽球的选择

材质： 瑜伽球大多数由 PVC 制成，防爆属性非常重要。

承重： 购买时可以选择孕妇专用瑜伽球，或者标明承重能力超过 120 公斤的瑜伽球。

充气量： 一般来说，建议充气到 70% 左右即可，这时的瑜伽球按起来比较坚实，也不会太过膨胀。如果充气量超过 80%，瑜伽球的稳定性会有一定程度的影响，也会提高运动的难度。同时建议首次充气后放置 24 小时再使用。

尺寸： 正确的尺寸可以保证使用时姿势的正确性，所以妈妈们一定要根据自己的身高来选择合适的瑜伽球大小。

- 身高低于 160 厘米的妈妈，应该选择直径 55 厘米的瑜伽球。
- 身高在 160 厘米 ~170 厘米之间的妈妈，应该选择直径 65 厘米的瑜伽球。
- 身高高于 170 厘米的妈妈，应该选择直径 75 厘米的瑜伽球。

瑜伽球助力盆底肌的恢复

动作执行 挺直背脊，坐在瑜伽球上，保持骨盆平衡位置。这个动作的目的是让妈妈们可以用瑜伽球来代替椅子坐。

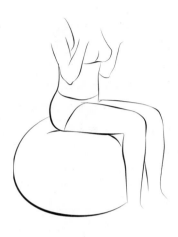

瑜伽球深蹲

准备动作 瑜伽球靠在墙边，两腿分开略宽于肩，膝盖与脚跟
保持同一直线，膝盖不超过脚尖。

动作执行 慢慢下蹲，感觉自己仿佛坐到一把椅子上，直到大
腿与地面平行。整个过程注意腹部核心肌肉收紧，呼吸均匀。臀部

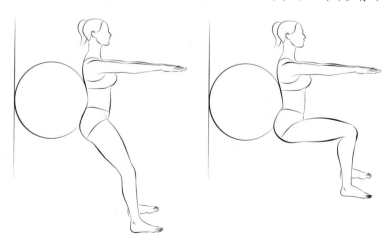

发力站起回到起始位置。每组 10~12 次，重复 3~4 组。

瑜伽球臀桥

准备动作 将头部和上肩部靠在瑜伽球上，臀部离地悬空。

动作执行 收缩盆底肌，感觉身体内部像电梯一样上升，并同时利用臀部力量将屁股上顶，直到充分收缩；回到起始位置，继续。每组 10~12 次，重复 3~4 组。

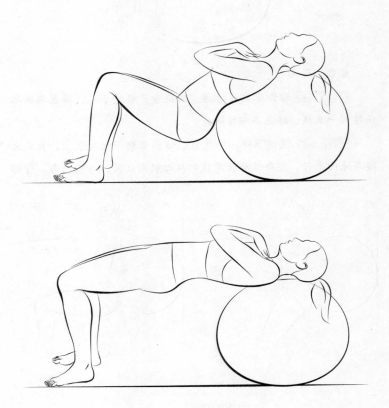

瑜伽球卷腹

准备动作 将肩胛骨靠在瑜伽球上，下巴向胸部方向内收。

动作执行 利用腹部力量慢慢将上半身抬起；下降回到起始位置的同时，注意感受将肚脐向背部收紧。每组10~12次，重复3~4组。

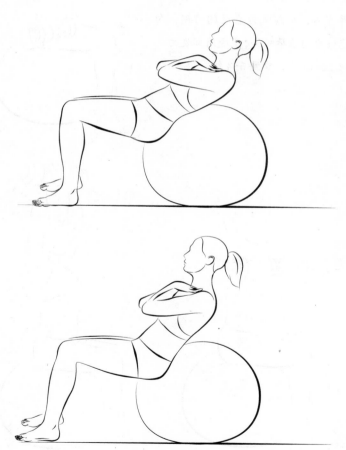

瑜伽球哑铃二头弯举

准备动作 两腿分开与肩同宽，上身挺直坐在瑜伽球上。

动作执行 根据自己的能力，选择 1~2 公斤左右的小哑铃，手心朝上，手臂弯曲，举起哑铃靠近胸两侧；向天花板方向推举哑铃，感受肩部发力。每组 12~15 次，重复 3~4 组。

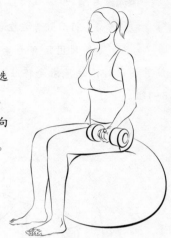

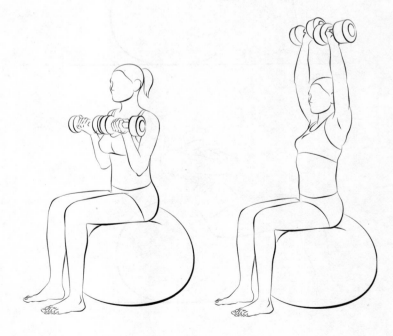

（4）弹力带臀腿训练

弹力带一般由天然乳胶制成，可以有效改善身体肌力、活动能力和灵活性，适合妈妈们进行臀腿部的训练，也很适用于热身时的身体拉伸。

侧跨式暖身

准备动作 两腿分开，比肩部略宽，保持弹力绳始终处于绷紧状态。

动作执行 通过臀部牵引，左腿向左侧跨出，屈膝微蹲，收回

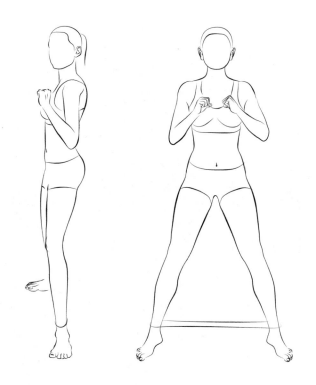

左腿，回到起始位置；然后换另一侧腿。增加难度，左腿向左后方跨出，屈膝微蹲，回到起始位置，换另一侧腿。每条腿做 12~15 次，重复 4 组。

后展上举腿

准备动作 起始位置身体微微前倾，左腿向后跨一步，保持弹力带紧绷。

动作执行 左腿缓缓向后伸展，注意不是向后踢，然后换另一侧腿。每条腿 12~15 次，重复 4 组。

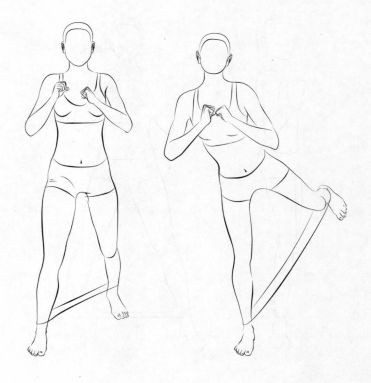

侧展抬腿

准备动作 起始位置身体微微前倾，双膝微屈，两腿分开站立，保持弹力绳紧绷。

动作执行 左腿向左侧伸展，缓缓回到起始位置，然后换另一侧腿。每条腿 12~15 次，重复 4 组。

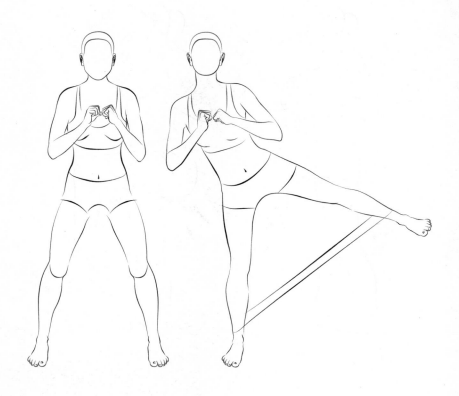

弓步前举腿

准备动作 起始姿势的时候右腿向右后方跨一小步，保持弹力带紧绷。

动作执行 缓缓抬起后腿，膝盖与身体呈90度角；缓缓放下后，将左腿向左后方跨一小步。重复以上动作，每条腿12~15次，重复4组。

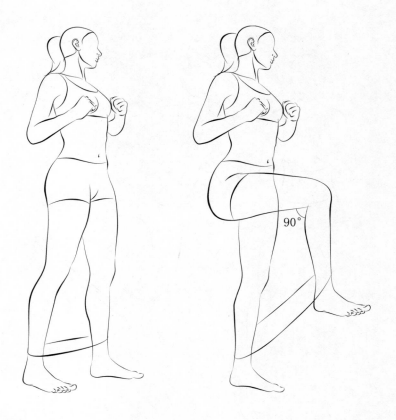

90°

弓箭步下蹲

准备动作 起始位置右腿在前，左腿后跨一步，后腿脚尖着地，脚后跟离地。

动作执行 右腿屈膝下压，重心前移，膝关节不要超过脚尖，左腿同时尽量下压；利用臀部力量带起后腿站立，重心后移回到起始位置。每条腿 12~15 次，重复 4 组。

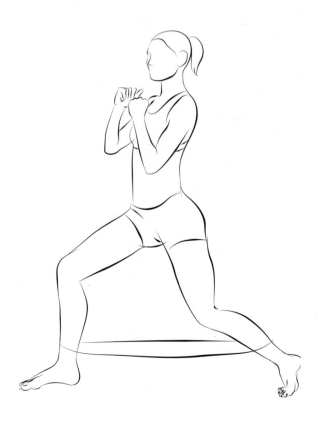

核心旋转抬腿

准备动作 起始位置两腿打开略大于肩，保持弹力带紧绷。

动作执行 使用腰腹力量旋转身体，同时将一侧腿抬起，该腿膝盖与身体呈90度，大腿与地面平行，然后恢复到起始位置。换另一侧腿。每条腿12~15次，重复4组。

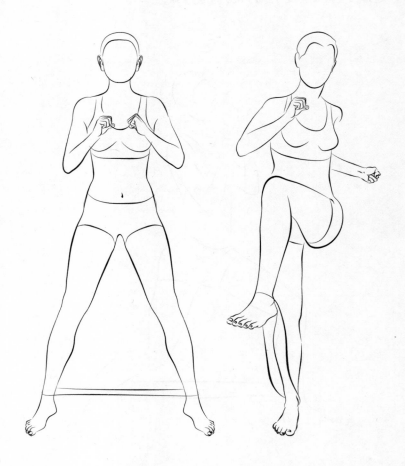

抗阻开合跳

准备动作 起始位置，两腿打开略大于肩，保持弹力带紧绷。

动作执行 从起始位置跳起，下落同时将两腿再向外打开一步，再次跳起将两腿收回到起始位置。每组 12~15 次，重复 4 组。

增强版 在跳起的瞬间，身体向左侧旋转 90 度，再次跳起回到起始位置；换另一侧旋转，注意整个过程保持弹力带紧绷。每组 12~15 次，重复 4 组。

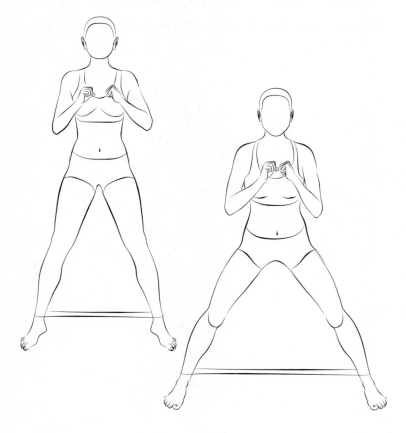

（5）靠墙练习

依靠墙体来完成的动作一样很简单，不需要准备小工具，随时随地就可以完成啦。

靠墙臀桥

准备动作 躺卧在瑜伽垫上，头部和背部紧贴瑜伽垫，臀部离地悬空。

动作执行 收缩骨盆，并同时利用臀部力量将屁股上顶，直到充分收缩；回到起始位置，继续。每组 10~12 次，重复 3~4 组。

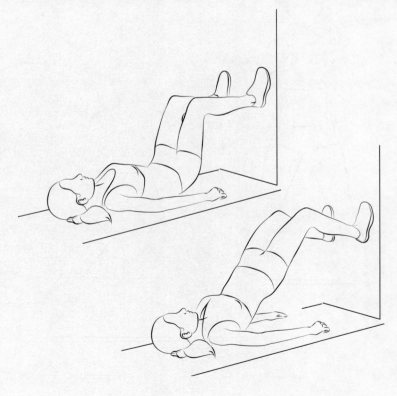

脚尖触碰

准备动作 躺卧在瑜伽垫上，两腿抬起与身体呈 90 度，倚靠在墙壁上，两手放在腹部。

动作执行 利用腹部力量将身体抬起，腰部和臀部不离开地面；用右手去触碰左脚脚尖，收回右手，同时躺下；再次抬起身体换左手去触碰右脚脚尖。每组 10~12 次，重复 3~4 组。

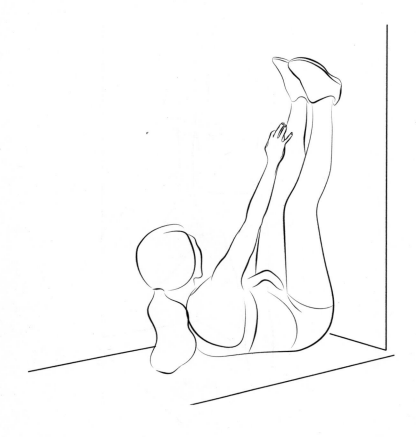

靠墙箭步蹲

准备动作 起始位置右腿在前，左腿后跨一步，将左腿抬起倚靠在墙上，后腿脚尖点墙，脚后跟离地。

动作执行 右腿屈膝下压，重心前移，膝关节不要超过脚尖，左腿同时尽量下压；利用臀部力量带起后腿站立，然后重心后移回到起始位置。每条腿10~12次，重复3~4组。

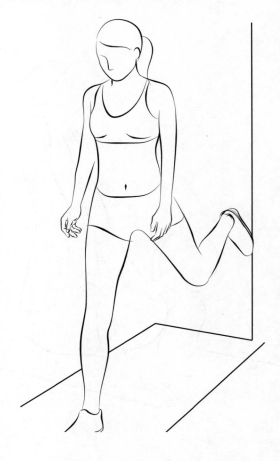

如何带宝宝一起做运动

像 Jessica 这样很少有单独时间的妈妈，有时健身也不意味着一定要和宝宝分开，带着宝宝一起做运动也是一个超棒的体验。这样做除了可以更好地和宝宝建立亲子关系外，还能促进宝宝的智力与身体的发育，促进胸廓及肺的发育，改善宝宝的血液循环。宝宝还可以和妈妈在运动的过程中肌肤接触、目光交流，培养活泼开朗的性格和勇敢的精神。

❶ 带宝宝运动前的准备

- 不要挑选宝宝困了或者饿的时候开始运动。
- 宝宝喂奶或者辅食后 30 分钟内不要运动。
- 运动前给宝宝换个尿不湿。
- 挑选宝宝心情愉悦的时候开始运动。
- 需要竖抱或者需要宝宝坐姿配合的动作，应在宝宝会坐以后开始。

❷ 带着宝宝一起做室内运动

（1）带宝宝宽距深蹲

准备动作 两脚分开站立，略宽于肩，脚尖朝外。

动作执行 臀部向后放并蹲下，重心放于前脚掌；利用臀部发力站起后回到起始姿势。每组15个，重复3组。此处注意，不能踮脚尖。

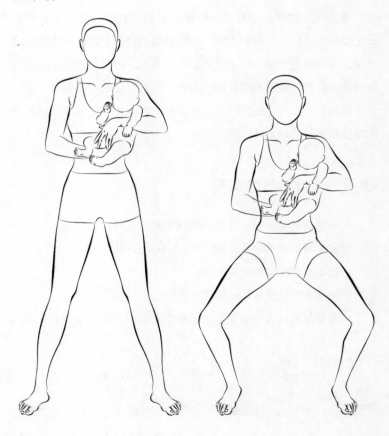

（2）带宝宝箭步蹲

准备动作 起始姿势是将宝宝抱于胸前，紧贴胸部，两脚自然前后分开。

动作执行 右腿屈膝下压，大腿与地面平行，重心前移，膝关节不要超过脚尖，左腿同时尽量下压；利用臀部力量带起后腿站立，重心后移回到起始位置。每侧腿各 15 次，重复 3 组。

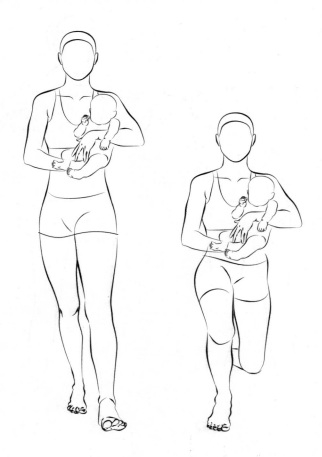

（3）带宝宝二头弯举

准备动作 两手手心朝上，将宝宝抱在臂弯，确保宝宝稳稳地躺在臂弯。

动作执行 将两臂慢慢向身体弯曲，让宝宝面朝你的身体；再慢慢回到起始姿势。每组10个，重复3组。

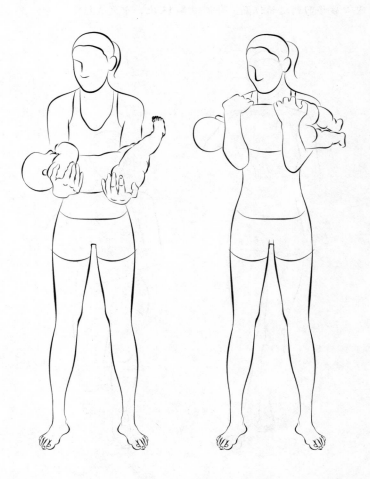

（4）带宝宝站姿转体

准备动作 站立，两脚分开与肩同宽，将手臂伸展把宝宝举起，你可以面对宝宝，也可以背对，看宝宝喜欢哪种姿势。

动作执行 向左转 90 度，然后回到中间位置，再向右转动 90 度，回到中间位置。整个过程保持每组 10 次，重复 3 组。

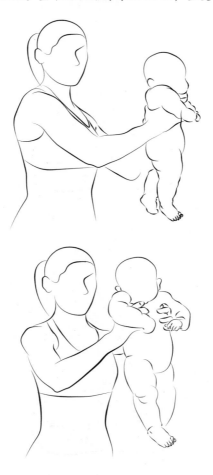

（5）带宝宝躺姿抬腿

准备动作 平躺在瑜伽垫上，上半身抬起，腰部臀部紧贴地面，膝盖弯曲，将宝宝俯卧在小腿上，保持宝宝平衡。

动作执行 慢慢将小腿举起45度角的位置，两手扶住宝宝；慢慢将小腿回到与地面平行的位置。每组10次，重复3组。

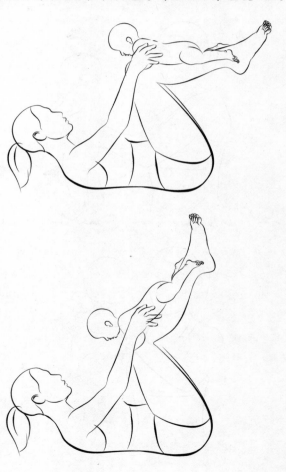

除了上面介绍的这几个动作，还有很多动作可以和宝宝一起进行。比如深蹲、臀桥、推胸等，从每个动作 10 次，重复 3 组开始，逐渐增加到 5 组、7 组。通过这样的训练，你也会发现自身肌肉和体力的不断增强，身体线条也开始逐渐形成。不过训练的时候一定要关注宝宝的情绪和状态，如果宝宝开始表现出焦躁或者不耐烦，那么我们就应该停止，等下次他开心的时候再继续。这样就能很好地养成宝宝和妈妈一起运动的习惯，也能让宝宝各方面的发育更进一步。

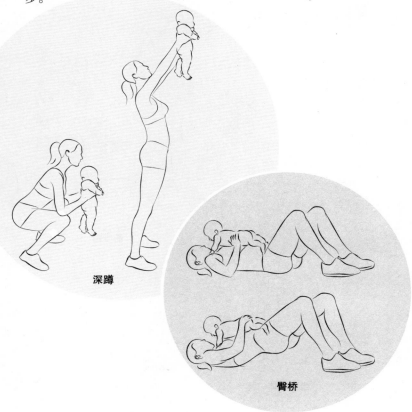

深蹲

臀桥

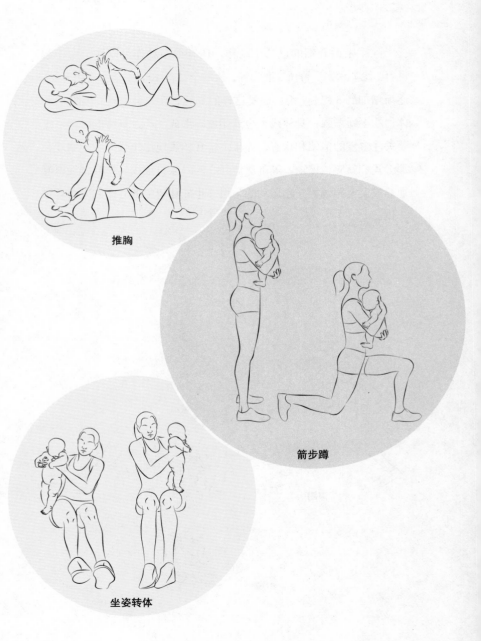

推胸

箭步蹲

坐姿转体

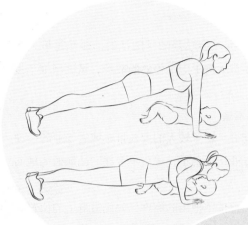

俯卧撑

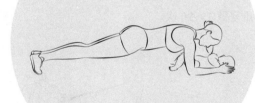

平板支撑

❸ 带着宝宝用推车做运动

除了室内运动，运动的机会总是随时随地的，即使是每天带宝宝去散步的时候，是不是厌倦了走走停停的散步，试试用推车带着宝宝一起运动吧！

（1）推车运动前的准备

- 尽量选择避震性能好，轮子较大的婴儿推车或者专业的运动推车，如果不是专业运动推车，尽量不要在凹凸颠簸的地面训练。

- 根据妈妈的身高调整推车把手的高度到妈妈最舒适的位置。

- 一定要帮宝宝系好安全带，并调整到合适的位置。

（2）推车深蹲

保持推车稳定，或者将推车刹住，扶住推车把手完成深蹲动作，重复做 15~20 次。

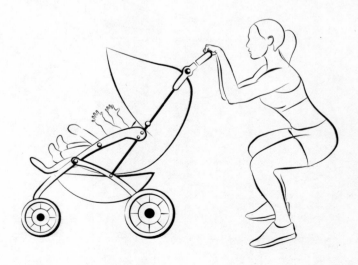

（3）推车箭步蹲

保持推车稳定，或者将推车刹住，扶住推车把手完成箭步蹲
动作，每侧 15~20 次。

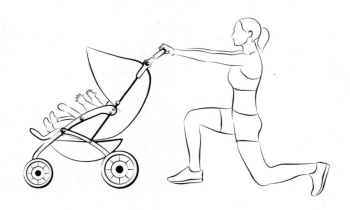

（4）推车后抬腿

将推车向前推，同时俯身将左腿向后抬起，站起时将推车拉
回至初始位置，然后换另一侧，每侧 15~20 次。

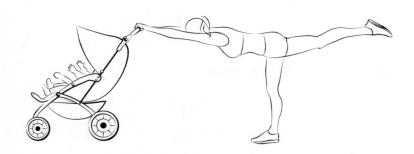

（5）推车侧踢腿

保持推车稳定，或者将推车刹住。妈妈侧身站立，单手扶住推车把手，左腿向左上方尽量高抬起，感觉到大腿侧面肌肉收紧，左腿收回的同时完成深蹲动作，完成12~15次后换另一侧腿完成。

我们的经验是：可以让月龄较小的宝宝面对妈妈坐着，这样妈妈一边运动，一边还可以和宝宝说说话，描述一下周边的风景或者逗宝宝开心。

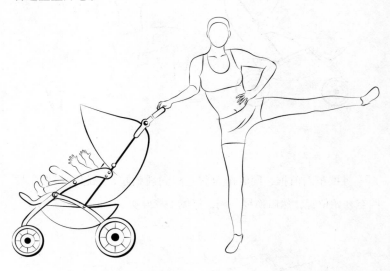

❹ 和宝宝一起做运动的好处

（1）对妈妈来说

- 有助于产后修身减肥、体型恢复。
- 促进产后全身血液循环，提高妈妈的身体免疫力。

- 舒缓身心，减轻压力。

- 增进与宝宝的沟通，建立良好的亲子关系。

（2）对宝宝来说

- 促进智力与体能发育。

- 促进胸廓及肺的发育，改善宝宝的血液循环。

- 宝宝还可以和妈妈在运动的过程中肌肤接触、目光交流，培养对运动的兴趣和勇敢的精神。

运动后的拉伸和放松

很多妈妈看完前面的训练，心里会有点小担心，因为觉得很多抗阻或者跑步训练会练出粗壮的小腿和手臂，这也是很多妈妈不愿意做力量训练的原因。

"跑步太多，小腿会长疙瘩肉，穿高跟鞋好难看！"

"举哑铃手臂会变得好粗壮，像男人一样，太魁梧了！"

有很多人都觉得拉伸是多余的，其实无论是运动前的热身，还是运动后的静态拉伸，都应当成为每次运动的标准组成部分。"练完那么辛苦还要压腿，好麻烦！" 但其实拉伸非常关键，它可以成就也可以搞砸你的训练小目标。

❶ 拉伸的好处

- 可以增加肌肉的柔韧性，柔韧性的增加也会促进身体的协调性。
- 可以使肌纤维拉长，提高肌肉的弹性和收缩幅度，使肌肉更有力，身体就能更加容易地完成一些动作和功能。
- 加速血液流动，更好地运送养料，让血液更好地为肌肉运作、发展和修复服务。

- 良好的拉伸习惯，不但能帮助妈妈塑造完美的肌肉线条，更可以减轻很多肌肉僵硬带来的伤害和运动后的酸痛。

❷ 拉伸动作

拉伸动作一般会针对很多不同的部位，建议妈妈们可以对各个部位都进行一下拉伸，对于每天训练针对的部位进行重点拉伸。

（1）胸部拉伸

两手手掌交叉互握，向上推伸展，直到感觉到紧绷停止，保持不动。动作过程中配合呼吸，停留 10 秒以上。

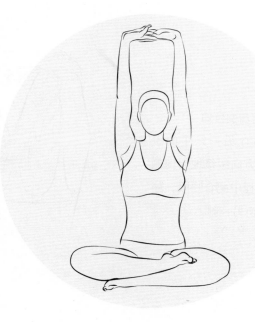

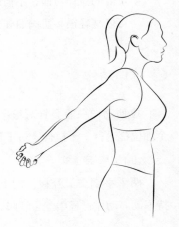

两手在背后十指紧扣，然后慢慢将手臂向上抬高到舒适的位置。动作过程中保持呼吸，停留10~15秒。

（2）手臂后侧拉伸

一只手抓住另一只手的手肘，向着头部方向缓缓地向内侧拉伸。动作过程中配合呼吸，停留15~20秒后换另一侧。

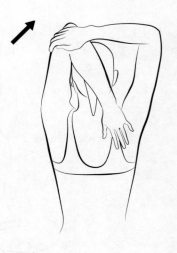

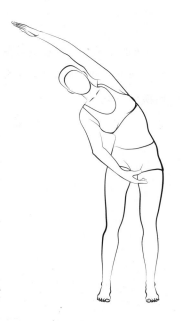

（3）侧背部拉伸

两脚打开，与肩同宽，膝盖微屈，左手臂向上伸展，越过头部向右侧伸展，另一只手自然地放在身前，腰部向右侧弯曲，与身体保持同一水平面。动作过程中配合呼吸，停留 10 秒后，换另一侧。

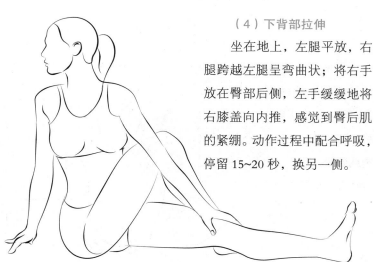

（4）下背部拉伸

坐在地上，左腿平放，右腿跨越左腿呈弯曲状；将右手放在臀部后侧，左手缓缓地将右膝盖向内推，感觉到臀后肌的紧绷。动作过程中配合呼吸，停留 15~20 秒，换另一侧。

（5）大腿后侧拉伸

仰卧，双手抓住膝盖后侧，缓缓地将腿部拉向胸部靠近，保持膝盖伸直，另一条腿呈弯曲状。动作过程中配合呼吸，停留 10 秒后换另一侧。

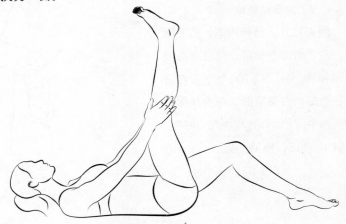

（6）大腿内侧拉伸

盘坐，两脚底靠拢，让腿部轻松朝向地面。两手握住脚踝，手肘靠在大腿上，施加压力将大腿缓缓向下推，直到大腿肌肉感到紧绷为止。动作过程中配合呼吸，停留 10 秒。

（7）大腿前侧拉伸

单腿站立，一只手抓住同侧腿的脚踝，慢慢向后拉至臀部，注意保持骨盆中立，感觉到大腿前侧肌肉紧绷。动作过程中保持配合呼吸，停留 15~20 秒后换另一侧。

（8）腿部后侧拉伸

坐在地板上，左腿弯曲，膝盖靠住胸部，右腿伸直，身体向前倾斜，双手向脚趾方向伸展。动作过程中配合呼吸，停留 10~15 秒后换另一侧。

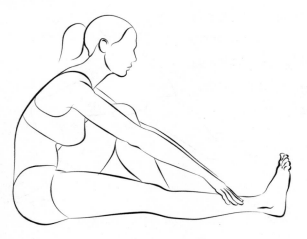

（9）腰背部拉伸

躺姿，双手抱住膝盖，然后将大腿向胸部方向拉伸，整个过程中保持背部平贴地面。动作过程中配合呼吸，停留 10~15 秒。

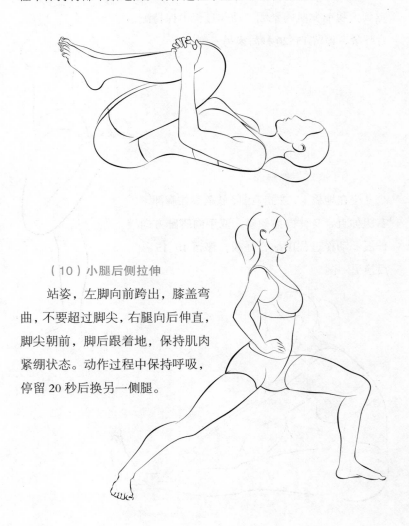

（10）小腿后侧拉伸

站姿，左脚向前跨出，膝盖弯曲，不要超过脚尖，右腿向后伸直，脚尖朝前，脚后跟着地，保持肌肉紧绷状态。动作过程中保持呼吸，停留 20 秒后换另一侧腿。

❸ 拉伸过程中的注意事项

- 拉伸过程要注意动作准确性，错误的拉伸会造成肌肉损伤。
- 拉伸时均匀用力并注意调整呼吸（在肌肉被逐渐拉长的过程中呼气，保持放松）。
- 拉伸到肌肉感觉紧张时停止，注意循序渐进增加强度。
- 注意拉伸对称肌肉，使肌肉生长保持均衡。
- 拉伸时注意保持正常体位，在保证目标肌肉获得良好拉伸时不影响到其他肌肉。
- 避免在静态拉伸后立即参加爆发力训练。
- 在柔软固定的表面拉伸（人工草坪、瑜伽垫等）。
- 以坐姿、仰卧或俯卧姿势为主，有利于身体放松，提高拉伸效率。

❹ 运动后的肌肉放松

说到肌肉放松，不得不推荐一个超好用的小工具——泡沫轴。这个我们经常会在健身房看到，呈圆筒状，一般由 PVC 制成。我们也可以很容易地在网上买一个放在家中练习，它的优点是可以在家中随时随地练习，带宝宝的时候或者看电视的时候，缺点就是有点大不是很方便携带。不过现在也有商家出售迷你便携款的肌肉放松滚轴，使用起来也可以达到同样的效果。不管你是在家还是在健身房，开始练习前，选择一个瑜伽毯大小的区域，就可以开始啦。

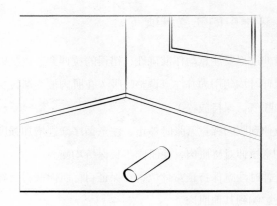

（1）大腿后侧肌肉按摩

坐姿，把两臂放在身后，保持它们正在你肩部的下方，身体重心压在手臂上；提臀并让腿筋置于泡沫轴上，它应该靠近你的臀部下方（大腿肌肉开始的地方），让泡沫轴轻微向下沿着你的腿筋滚动并移回，通过控制身体压力的大小和两臂的弯曲程度来调整肌肉的疼痛程度。整个过程配合呼吸，按摩 3~4 分钟。

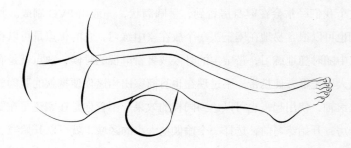

（2）小腿后侧肌肉按摩

保持和大腿后侧肌肉按摩同样的姿势，将泡沫轴移动到小腿下方，通过来回滚动和左右滚动来按摩小腿后侧肌肉，通过控制身体压力的大小和两臂的弯曲程度来调整肌肉的疼痛程度。整个过程配合呼吸，按摩 3~4 分钟，对于肌肉紧张的部分需要按摩更长的时间。

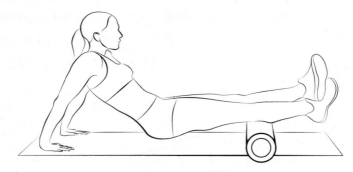

（3）大腿外侧肌肉按摩

侧卧，一个手放在身体侧面，用手肘支撑身体，另一个手放在身体前方进行辅助支撑；将身体抬起，右腿伸直，左腿弯曲跨过右腿置于身体前方，泡沫轴置于右侧大腿根部，靠近肌肉开始的地方，

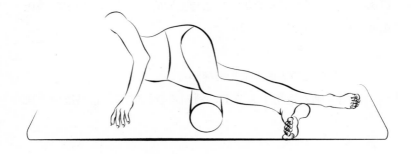

沿着大腿外侧肌肉滚动并移回，通过控制身体压力的大小和两臂的弯曲程度来调整肌肉的疼痛程度。整个过程配合呼吸，按摩 3~4 分钟换另一侧。（如果第一次放松这部分肌肉，会感觉特别疼痛，多按摩几次就会缓解啦！）

（4）大腿前侧肌肉放松

俯卧，两手将身体支撑起，也可以呈平板支撑姿势；此时你的身体重心在脚和手上。将泡沫轴置于大腿根部，沿着大腿前侧肌肉开始滚动并移回，整个范围可以从胯骨下方到膝盖上方肌肉（如果觉得滚动幅度太大，可以分成两段式肌肉滚动）。整个过程配合呼吸，按摩 3~4 分钟。

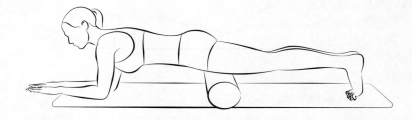

（5）其他部位的按摩

除了以上几个腿部肌肉放松，泡沫轴也可以用在其他紧张的肌肉上，例如手臂、肩背等，方法与上面的动作类似，用泡沫轴在需要放松的部位来回滚动即可。

（6）泡沫轴使用时注意事项

- 不要在受伤肌肉上使用泡沫轴。
- 泡沫轴不适用于关节上，例如膝盖和肘部。它只适用于软组织。

运动期间的饮食

俗话说得好，"要想身材好，三分靠练七分靠吃"，饮食是健身过程中很重要的一个部分。练得再辛苦，如果饮食跟不上，很多时候都是无用功。

如果想让健身的效果事半功倍，首要原则就是"少吃多餐"，少吃可不是让我们节食哦！特别是哺乳期的妈妈，节食会影响母乳的供给，也会造成宝宝的营养不良。这里"少吃多餐"的意思是，可以将我们的一日三餐划分成 5~6 餐，其实仔细想想，这和我们孕前、产后、哺乳期的饮食原则都是一样的。也一样建议以粗粮、蛋白质、瓜果蔬菜为主的清淡饮食习惯，优先选择高营养低热量的食物，以少量的食物来尽可能摄取更多的营养和能量，同时也要摒弃不科学油腻的烹饪方法，让食物的营养成分尽可能地得到保留。说了这么多是不是还是有点懵，到底该怎样吃呢？我推荐的每日菜单一般是这样的：

第 1 餐：早餐　7 点 ~8 点

全麦面包 / 杂粮馒头

鸡蛋

牛油果 / 苹果

一把坚果

哺乳期的妈妈需要再补充一些含 DHA 的综合维生素

一整夜长时间睡眠后，身体急需热量（特别是喂夜奶的妈妈，经常会被饿醒），此时身体特别需要碳水化合物来补充能量，这时复合碳水化合物是一种很好的选择。

第 2 餐：上午的小食 10 点

一根香蕉或者酸奶

这一餐只需要少量的食物来维持能量的供应即可。

第 3 餐：午餐 12 点

糙米饭／面条

牛肉／鸡肉／鱼肉／豆类

彩椒／菠菜／西兰花／蘑菇

蔬菜汤

午餐的重点是蛋白质，是增肌的好选择。同样包括复合碳水化合物和蔬菜。

第 4 餐：点心 15 点

一片全麦面包／一根玉米／一个橘子／一个蛋清

同上午的小食一样，这一餐也是保证能量的持续供给。

第 5 餐：晚餐 18 点

杂粮饭／面条

牛排／三文鱼／豆腐／贝类

胡萝卜／青菜／芦笋／番茄／豆类

晚餐应包括一种复合碳水化合物及优质蛋白质（如牛排），还要吃大量的蔬菜。

第 6 餐：夜宵 21 点

一个蛋清 / 一个苹果

这一餐同样是少量进食，来维持身体的能量供给。

那如果某一餐正好在运动前后，那应该怎样安排呢？

❶ 运动前

有些妈妈会认为，空腹运动可以燃烧更多存储在身体里的脂肪，这似乎有些道理，但实际上却很难到达真正减少脂肪的目的。因为完全空腹的情况下，运动强度无法达到和坚持原定的目标，所以正确的方法是在运动前补充足够的高密度能量，这样更有助于完成热量目标，消耗脂肪，增加肌肉。

> 运动前菜单
>
> **运动前 1~2 个小时**
>
> **综合沙拉 / 蛋卷 / 奶昔**
>
> **或**
>
> **运动前 60~90 分钟**
>
> **水果酸奶 / 蛋白粉 / 香蕉＋一些坚果**

❷ 运动后

运动后，身体开始通过合成代谢来补充运动期间消耗的能量，此时一定要补充足够的蛋白质和碳水化合物。最佳进食时间是运动后的 30~60 分钟，从而保证身体从疲劳中及时恢复。

小贴士

运动后菜单

运动后零食

蛋白粉 / 酸奶 / 香蕉 / 坚果

或

运动后正餐

全麦 + 三文鱼 / 土豆 + 鸡胸肉

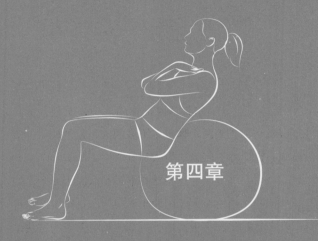

第四章

产后恢复过程中遇到
的其他问题

体型体态的锻炼

好的身材并不意味着骨瘦如柴，而是体脂适中，肌肉紧实，体态优美。我们经常可以看到两个体重差不多的人，但是视觉上给人完全不同的感觉：一个体态轻盈、挺拔、健康活力，另一个有些憔悴、弱不禁风，或者有些臃肿。这些状态很多都取决于一个人的体型体态，而这些区别来自每个人不同的生活习惯和日常中站立行走的姿势。你们知道让人看起来更挺拔、更苗条、更健康的方法是什么吗？不是长期运动后的消瘦，而是获得更好的姿势、体态。

如果产后的你还有些胖胖的，那么不正确的姿势会让你看起来更糟糕；有人会说我产后完全瘦下来了，但这时如果姿势错误会让你看起来弱不禁风。正确的体态不仅仅是为了好看，而且可以让我们的身体减少疼痛和伤害。

在怀孕期间，随着宝宝重量的增加，妈妈们的身体就会开始重心前移，这时特别容易形成不良的站立姿势。我们经常会在街上看到很多孕妇在孕晚期开始用手托着腰，骨盆前倾，利用腰部力量去支撑宝宝，腰部越来越弯曲，脊柱承受的压力也越来越大，很多妈妈反映在这个时期腰背疼痛，这些可都是由不良站姿引起的呢！

正确的站姿

不如对着镜子来检视一下我们的站姿，是否也因为错误的姿势在影响我们的身体呢？

部位	常见的错误站姿	正确站姿
头部	下巴外伸，视线向下	耳朵和脖子保持在一条直线上，感觉头顶上方有一根线牵着，下巴微抬
肩部和胸腔	肩部内扣、驼背、胸腔下垂内缩	肩部向下方后收，避免耸肩，挺直展开胸腔
腹部和臀部	腹部肌肉松弛无力导致背部过度前弓，骨盆前倾	骨盆保持中立位置，收缩腹部
膝盖	膝盖关节过于紧张绷直	微屈膝盖来缓解身体重量对足部的压力
两脚	重心置于脚内侧，导致足弓和小腿过度紧张	重心均匀分布在整个脚底

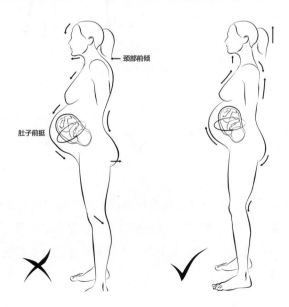

颈部前倾

肚子前挺

对照以上正确姿势后，妈妈们是不是都发现自己有点小问题呢？特别是对于刚刚生产完的新妈妈，我们每天都在不停地弯腰、哺乳、抱宝宝、给宝宝洗澡、换尿布等，这些动作更增加了我们腰背部的负担。特别是在抱宝宝的时候，我发现好多妈妈也有挺肚子的现象。

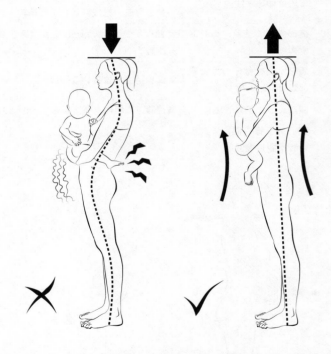

观察上面两个姿势，是不是发现错误姿势的妈妈看上去腰背承受的压力更大一些，容易产生腰肌劳损，人也显得比较沮丧，身高也矮了一些；而正确姿势的妈妈看上去精神焕发，身姿挺拔，人也更自信一些。

当然完美正确的姿势并没有那么容易练成，我们也很难整天都在考虑姿势的问题，需要我们在日常生活中不断练习调整自己的坐姿、站姿及弯腰的姿势。有一个很简单的窍门就是——靠墙站，这个动作可以随时随地完成，改善站姿，强化核心力量。

靠墙站

动 作 头部、肩胛骨、臀部、脚后跟这 4 部分贴墙壁，骨盆后倾，使用腹部发力，坚持 1 分钟，感受腹肌收缩。

经过一段时间的练习调整，或许你就会惊讶地发现，站立的姿势越正确，人看起来越精神，越毫不费力，人也更自信一些。好的姿势对健康也至关重要，让妈妈们不被腰背疼痛所困扰。

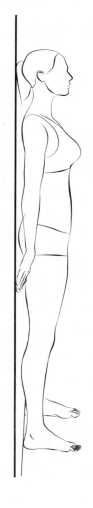

胸部恢复训练

"母乳喂养会胸部下垂，我还是奶粉喂养吧！"

"母乳喂太久会胸部下垂的，我还是尽快断奶吧！"

胸部下垂也是产后妈妈最大的苦恼之一，曾经挺拔饱满的胸部不见了，断奶后下垂的胸部会让我们有大妈的挫败感。曾经很多妈妈把胸部下垂的元凶归结到母乳喂养身上，然而你们真的错怪它了！我来告诉你真相。

是不是很多妈妈怀孕后就开始不爱戴文胸了？整个孕期我们的胸围会增加1~2个罩杯，不合适的文胸也经常会让我们感觉勒着，呼吸不畅，于是很多妈妈孕期在家就开始不戴文胸。到了哺乳期，月子里的妈妈也天天在家，就更加不愿意戴了！涨奶后，我们的乳房重量不断增加，乳房的韧带不胜重负，乳房体也会整体下移，然后妈妈们会在某天惊觉——"乳房下垂了"，然后母乳喂养就成了替罪羊。所以为了防止胸部下垂，我们第一步要做的就是要选择合适的文胸。

❶ 哺乳期到底怎么选择合适的文胸呢

• 肩带宽一点。哺乳期你需要比平时更宽几毫米的肩带，宽宽的、舒适的肩带会给乳房更好的支撑。

- 不要太紧或太松。太紧的文胸会压迫乳腺管，造成乳腺管堵塞甚至乳腺炎，太松的起不到支撑承托作用。

- 什么时候需要入手哺乳文胸？可以在孕晚期开始囤货，一般哺乳期乳房会比孕晚期加一个罩杯。但因为每个妈妈有自己的特殊性，所以推荐等到真正生产后试穿文胸的大小，以便随时调整。到了产后 3~5 个月，妈妈们需要再次检查一下文胸的松紧度，选择合适自己的文胸。

- 选择一个性感又舒适的哺乳文胸。选择一个性感又舒适的文胸，可以让自己更自信一点，老公也更喜欢哦。不同的胸型也需要选择不同类型的文胸。

- 最好选择内衬是纯棉的文胸。妈妈们在哺乳期间皮肤较敏感，容易过敏，尤其是乳头附近。有些化纤材质的文胸可能造成妈妈过敏，最好不用或慎用。

- 文胸选择有钢圈还是无钢圈？6 个月内不建议使用有钢圈的文胸，以免对乳腺造成压迫。6 个月后可以从带软质钢圈的文胸开始尝试，但如果有不适应的话，请换回无钢圈文胸。

❷ 如果胸部已经下垂了，要如何改善呢

胸部的大小大部分来自母亲的遗传，而在孕期和哺乳期由于为宝宝的哺乳做准备，我们的乳腺会再次"发育"，我们会感慨：胸变大了！然而这只是短暂的发育，当过了哺乳期，我们可能会发现胸又打回原形了，或者更小了！这样看来是不是我们没有机会再

恢复坚挺的胸部了呢？倒也不完全是，我们可以通过锻炼胸部脂肪后的胸部肌群来重塑我们的胸部，有点类似于男生练胸肌。

❸ 30 天重塑坚挺胸部的一组练习

（1）仰卧哑铃推胸

准备动作 仰卧在推凳上，两脚自然着地；将哑铃举至锁骨上方，将头部、肩部、臀部紧靠在推凳上，保持身体稳定。

动作执行 两臂同时平稳地下降哑铃至与胸部齐平；以弧线向上推举，回到起始位置。做 10 次，不休息进入下一个动作。

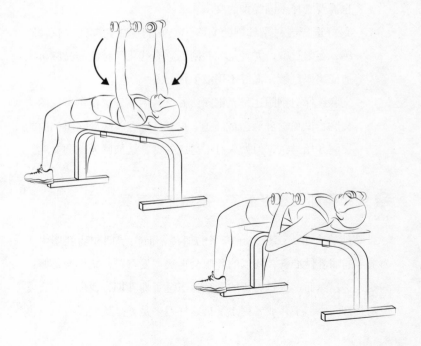

（2）俯卧撑

准备动作 身体从肩膀到脚踝成一条直线，两臂放在胸部位置，两手相距略宽于肩膀。

动作执行 做俯卧撑时，充分下降身体，胸部距离地面2~3厘米左右；然后用胸部力量带动两臂撑起，回到起始位置。如果做不到一个完整的俯卧撑，也可以膝盖着地完成。做10次，休息90秒进入下一个动作。

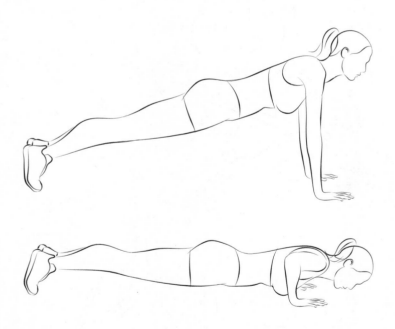

（3）仰卧上斜哑铃推胸

准备动作 推凳向上倾斜30度左右，仰卧在推凳上，两脚自然着地；将哑铃举至锁骨上方，将头部、肩部、臀部紧靠在推凳上，保持身体稳定。

动作执行 两臂同时平稳地下降哑铃至与胸部齐平；以弧线向上推举，回到起始位置。做10个，不休息进入下一个动作。

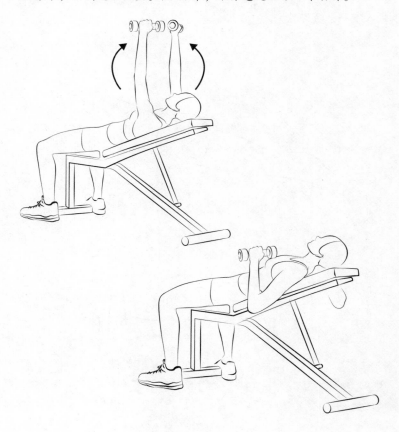

（4）仰卧平躺哑铃飞鸟

准备动作 仰卧在推凳上，两脚自然着地；将哑铃举至锁骨上方，将头部、肩部、臀部紧靠在推凳上，保持身体稳定。

动作执行 两臂将哑铃平行地向两侧降下，手肘稍微弯曲，哑铃落下至感到胸部两侧肌肉有充分的拉伸感，并使上臂落下至低于肩部水平线。稍停顿1秒，沿向上的弧线举哑铃，直至起始位置。做10个，休息90秒进入下一个动作。

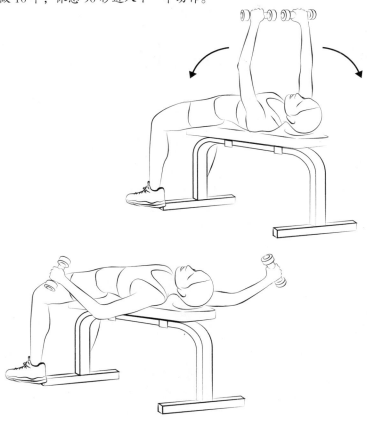

❹ 胸部运动应注意的事项

- 这组运动非常适合孕前就开始进行，为孕期和哺乳期打好坚实的基础。这样的预备训练比等到产后胸部下垂时再去练，效果更好。

- 这组运动不适合刚刚开始哺乳或者哺乳 6 个月以内的妈妈，这时妈妈的胸部乳腺比较脆弱，这样的运动会对胸部造成损伤。

- 哺乳 6 个月后的妈妈可以开始尝试这组动作，但需要减少运动时间，如果感觉到对胸部的拉扯，可以推迟或者哺乳结束后再进行训练。

如何告别大肚腩、大屁股和拜拜袖

产后身材的三大尴尬：大肚腩、大屁股和拜拜袖。通常这三个地方是妈妈们产后变化最大，也是最头疼的，最难瘦下去的。

❶ 腹部训练，告别大肚腩

在大多数妈妈的待产包里都有这样一个东西——收腹带，妈妈们也都急于在产后立刻绑上收腹带瘦肚子，其实收腹带只是产后瘦身的辅助手段，它并不能直接消除脂肪，绑上收腹带后能借助外力收腹，让妈妈们感觉舒服，也便于做事和运动。但长久以来，各方面的评价对于收腹带褒贬不一，如果在月子期间使用不当，可能造成内脏不能恢复到原来的位置，甚至子宫下垂，所以建议妈妈们最好等产后 42 天检查确认子宫恢复后再使用收腹带。真正安全有效地消除腹部脂肪的方法，就是有针对性地运动。通过运动来燃烧腹部脂肪，加强腹部肌肉，让腹部更加紧实。同时也要养成平时收腹的好习惯，让肌肉约束腹壁。下面我们就来看看几个简单的腹部运动，轻轻松松在家也可以完成。

❶ 仰卧，两臂自然平放于身体两侧，保持上背部紧贴地面，脚尖绷直下压，两腿抬起打紧，旋转画圈。

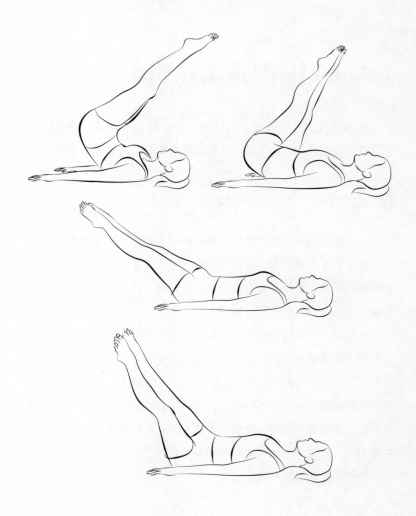

❷ 仰卧，两手抱头，腹部用力保持两腿悬空，脚尖下压，用右手手肘轻轻触碰左膝盖，之后左腿伸直，换另一侧继续。

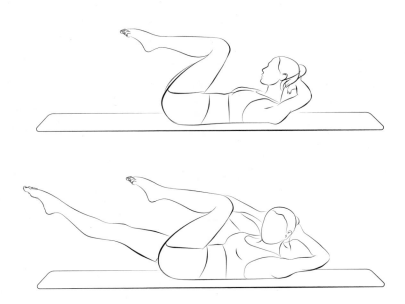

❸ 仰卧,头部微微略抬起,两腿水平伸直,两臂向头上方伸直;
抬起两臂,并向前伸出,肩膀也随之离开地面,同时两腿向上抬起,
两手尽量触碰小腿。

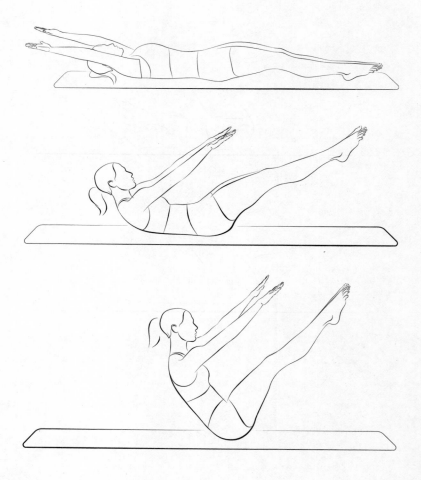

❷ 收缩骨盆，告别大屁股

在孕晚期为了适应即将面临的分娩，妈妈们会分泌耻骨松弛激素，令盆骨变宽，有助于分娩。所以生完宝宝不久，大多数妈妈会感觉盆骨变宽，屁股变大了。盆骨收缩带效果与收腹带一样，并不会起到收缩骨盆的作用，我们还是要从运动和正确的体态练习开始逐渐去恢复。

（1）深蹲

准备动作 两脚分开，与肩同宽，脚尖与膝盖方向保持一致。收腹挺胸，后背挺直。

动作执行 匀速下蹲，臀部后坐，至大腿与地面平行，膝盖不要超过脚尖，重心在脚后跟；然后用臀部的力量带动腿部将身体抬起。每组15~20次，重复3组。

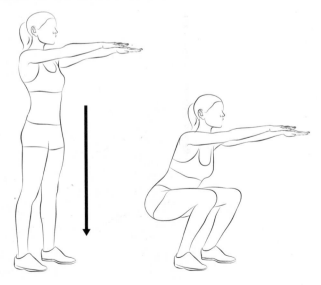

（2）箭步蹲

准备动作 两脚分开，与肩同宽，脚尖与膝盖方向保持一致。

动作执行 右腿跨出一步成弓箭步，并下压。抬头挺胸腰收紧，屈膝下压，两脚同时用力，重心垂直向上升起。每组 10~15 次后换另一条腿，重复 2~3 组。

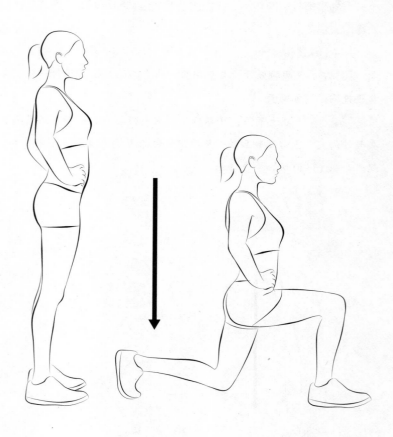

（3）单腿臀桥

准备动作 身体平躺在垫上，两手掌心向下平放于身体两侧，两腿屈膝弯曲平踏于地面。

动作执行 收紧臀部并依靠臀部的力气将下腰部抬起使身体成一条直线，同时将左腿抬起至最高点后稍停 5 秒，在顶峰收缩臀部肌肉，然后慢慢下放。每组 10~12 次，换另一侧腿，重复 2~3 组。

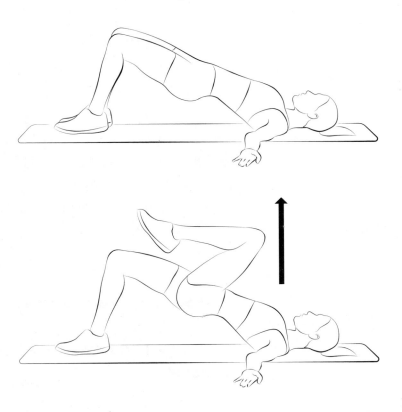

有时我们的臀部脂肪并不是很多，只是松松垮垮地散开了，就变成了大屁股，所以要勤加练习臀部肌肉。同时生活中也要避免久坐和翘二郎腿，站立时经常记得夹紧自己的臀部。

❸ 巧用小哑铃，告别拜拜袖

如果分娩完是冬天，可能觉得还好，你不会立刻意识到手臂的变化，但是一进入初夏，就暴露无遗了！不知道你们有没有发现，拜拜袖真的是身体初老化的标志。松垮的手臂有多显老，拜拜袖就是你身材、气质和穿搭尽毁的第一个征兆。不要以为一点点的拜拜袖用长袖遮住就没事，粗手臂会让你的背部和腰部都变厚变粗，所以想要继续恢复年轻的身材，千万不能忽视了拜拜袖。

手臂上有被称为二头肌和三头肌的肌肉，而造成手臂肌肉松弛的，正是由于上臂三头肌肌肉萎缩。为什么会肌肉萎缩呢？原因很简单，因为整个孕期我们都被细心呵护着，特别孕初期，妈妈们是不可以提重物的，于是经过漫长的十月怀胎，原本紧绷的肌肉都开始消失啦，剩下的是讨厌的脂肪。针对拜拜袖，小哑铃可是一个好帮手。

（1）哑铃直立提肘拉

准备动作 自然站立，两手握哑铃，间距比肩略窄，身体直立，两臂伸直下垂于身前。

动作执行 用力时先耸肩而后向上提肘，将哑铃提至胸部高度后慢慢复原。每组 10~12 个，重复 3 组。

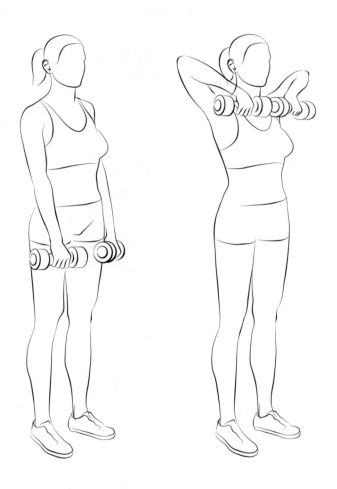

（2）哑铃颈后臂屈伸

准备动作 两腿站立，两脚分开站立，与肩同宽，两手合握哑铃，将哑铃高举过头顶。

动作执行 向后屈肘，让前臂向后下垂；然后抬起回到起始姿
势。每组 10~15 次，重复 3 组。

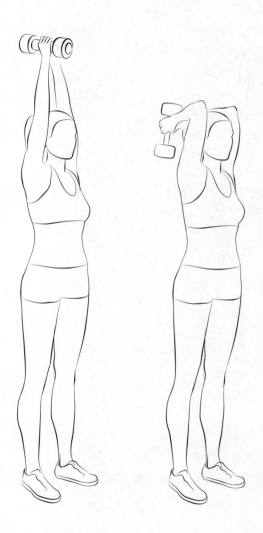

（3）哑铃仰卧飞鸟

准备动作 仰卧，肩背部紧贴地面，两腿抬起，小腿与地面平行，两手各握一个哑铃，掌心相对，推起至两臂伸直，支撑在胸部上方。

动作执行 两手持哑铃平行地向两侧下移，手肘稍微弯曲，哑铃落下至感到胸部两侧肌肉有充分的拉伸感，并使上臂落下至低于肩部水平线。稍停顿1秒，沿向上的弧线举哑铃，直至垂直位。每组10~12次，重复3组。

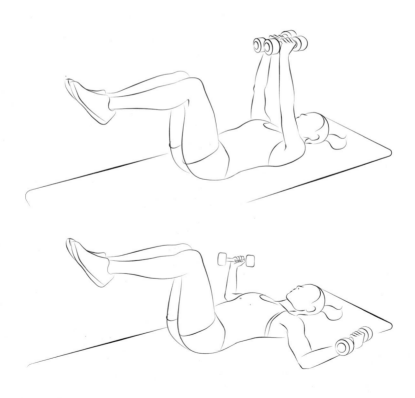

❹ 一块瑜伽垫，告别圆筒形身材

（1）方法 l

准备动作 准备一块瑜伽垫，双膝着地。

动作执行 左膝保持跪地，右腿微屈慢慢向后上方抬起，注意保持骨盆中立，背部平直，腹部绷紧去控制骨盆不发生运动；右手可以卡在胯部感受骨盆是否发生运动，根据自己的能力向右后方踢腿，直到臀部酸痛不能再向上为止；利用腹部力量收回右腿，换另一条腿。每组 10~12 次，重复 4 组。

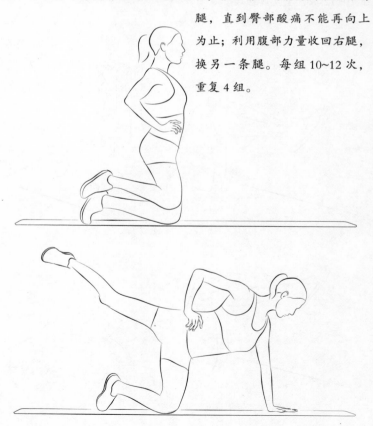

（2）方法Ⅱ

准备动作 准备一块瑜伽垫，侧躺，将左侧身体靠地，左手支撑。

动作执行 稳定身体核心，在不转动骨盆的前提下，将右腿向上抬起，感受臀部酸胀；收回右腿，回到平板支撑的姿势，向外抬起左腿，只用右腿着地；保持几秒后收回左腿，回到起始姿势，换另一条腿。每组 10~12 次，重复 4 组。

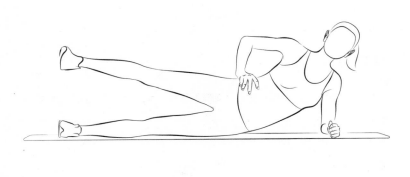

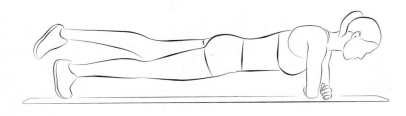

下背部酸痛怎么办

有时一天带完宝宝下来，只想老公给我们好好做个按摩，特别是哺乳和抱了一天宝宝后，简直直不起腰。这里就分享一组下背部的拉伸动作，缓解腰背部的疼痛。

❶ 女神式

分腿站立，上半身直立；脚跟内收，弯曲膝盖，向下蹲至大腿与地面平行，保持肩部处于臀部正上方；抬高双臂，弯曲双肘成 90 度，张开手掌面向前方；将重心放在脚跟上，保持女神式深呼吸 5 次。

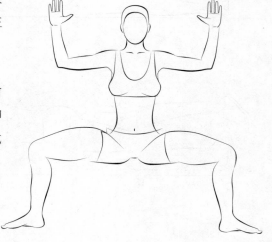

② 侧女神式

保持女神式站姿，身体向左侧弯曲，左手压在左侧大腿上，右臂举过头顶，眼睛看向天花板；尽量拉伸右侧腰部的肌肉，保持 5 次呼吸后站起，换右侧。

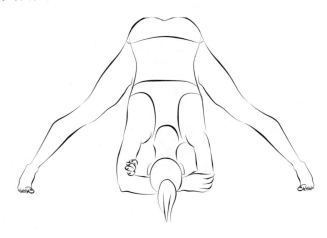

③ 宽腿前屈

将身体从侧女神式直立，回到中立位置，伸直双腿；吸气，慢慢将脚趾回收向前，呼气，双手交叉扶住肘部，从臀部开始慢慢向前弯曲；将重心移至脚趾，保持 5 次呼吸。

❹ 宽距深蹲

双腿分开站立，宽于肩部
臀部；尽可能地将臀部下蹲，
双手肘部抵住大腿内侧，背部
保持直立。保持这个姿势 5 次
呼吸。

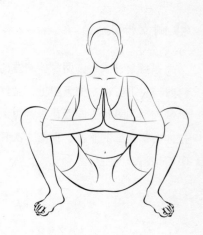

❺ 侧宽距深蹲

保持宽距深蹲，将左臂放
到两个膝盖中间；左手放在地
面，尽量用左手手指去触摸远
处的地面；右臂向上打开，尽
可能地伸向天花板；保持这个
姿势 5 次呼吸后换另一侧。

❻ 桌子式

　　坐在瑜伽垫上，两手放于臀部后侧，将身体抬起与地面平行；两手伸直在身体的正下方，骨盆打开，大腿与地面平行，小腿与地面垂直；头部放松向后，保持像桌子一样的姿势 5 个呼吸。

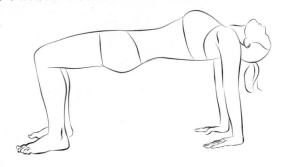

❼ 骆驼式

　　跪姿，两腿略分开与肩同宽，脚趾朝向后方；缓缓将身体向后弯曲，感觉到大腿肌肉的拉伸；两手向后撑于地面的脚趾后侧；吸气，将臀部抬起，大腿与地面垂直，头部自然后仰，保持 5 次呼吸。

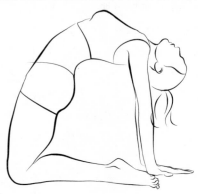

❽ 束角式

　　坐在地面，脚心相对，身体保持直立；保持这个姿势 5 次呼吸。或者身体向前伸展，拉伸你的臀部和下背部。

❾ 双鸽式

　　将左膝弯曲放于地面，右膝弯曲堆叠于左膝上方，并与左膝平行；身体保持平直并缓缓向下弯曲，双手尽量向前伸展触碰地面；保持 5 次呼吸后，交换双腿。如果觉得双腿平行有难度，也可以保持盘腿坐姿。

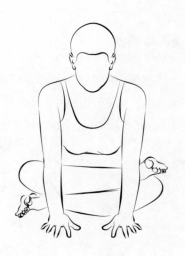

⑩ 脊柱扭转式

双腿伸直,坐在地面,背部直立;左腿伸直,右膝弯曲,把右手肘放在右膝内侧,左手放于臀部后方,带动身体向左后方扭转,眼睛凝视你的左肩;保持这个姿势5次呼吸后换另一侧。

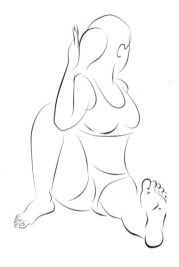

⑪ 婴儿式

仰卧,双膝屈于胸前,保持弯曲,向上举起双脚,小腿与地面垂直;两手握住两脚外侧边缘,两腿膝盖靠近腋窝,尾椎骨贴紧地面,保持这个姿势5次呼吸。

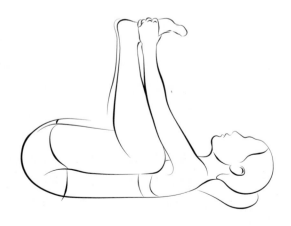

剖腹产如何正确地产后运动

与顺产相比，剖腹产的妈妈恢复要相对慢一些，特别是在最初的几天到几个月内。有些妈妈在产后几天仍感觉伤口疼痛，甚至持续几个星期。

大部分研究表明，对剖腹产妈妈产后运动的建议是在生产完3个月后再开始。这时妈妈们的切口、子宫和腹壁伤口已基本痊愈，与顺产的妈妈没有差别。但是绝不是说这3个月内都卧床不起或者完全不动。

❶ 产后 0~6 周

尽早下床走动。在最初的几天，也许你会觉得坐或者站立时切口紧张和疼痛，但还是需要适当地活动身体来保证血液流动的顺畅和肌力的逐渐恢复。特别是剖腹产的妈妈的膀胱敏感性和肠道功能需要一段时间恢复，尽快下床行走可以帮助你顺畅地排气，这样才可以开始正常的饮食。

- 母乳喂养：很多妈妈误解剖腹产后的妈妈不会立刻有奶，其实与顺产的妈妈一样，母乳越早吮吸分泌越快，剖腹产的妈妈产后也应该第一时间让宝宝进行吮吸。母乳喂养可以帮助妈妈子宫收缩更快，从而加快子宫的恢复。与顺产妈妈一样，母乳喂养是产后身材恢复的利器，可以帮助妈妈们消耗更多的能量，恢复身材。

- 活动四肢：建议产后 3 个月再开始运动，可绝不是让你这 3 个月完全不动，产后 0~6 周的妈妈也应该同样的活动四肢关节，每天都要安排时间下床走动。
- 凯格尔运动：与顺产的妈妈一样，剖腹产妈妈在孕期也会分泌耻骨松弛激素，让韧带和肌肉处于放松状态，所以也需要尽快进行盆底肌运动哦。
- 产后检查：剖腹产妈妈的 42 天产后检查与顺产妈妈一样，但会增加一个腹部伤口检查。

❷ 产后 7~12 周

- 散步：对于剖腹产妈妈来说，和宝宝一起出门走走是一个很好的选择，也是最好的运动方式，但时间也不宜过长，一般每天 30 分钟左右。
- 简单的呼吸操和四肢活动：瑜伽和很多力量训练会拉扯到妈妈的腹部肌肉，所以剖腹产妈妈这时可以选择一些简单的呼吸操和四肢活动来逐渐恢复自己的肌力。

❸ 产后 12 周以后

医生检查确认伤口完全恢复后，妈妈们可以开始正式的产后运动了，运动内容与顺产妈妈一样，同样需要遵循循序渐进的原则，根据自己身体的能力，逐渐由轻量到中量运动过渡。

妊娠纹

❶ 什么是妊娠纹

妊娠纹的形成主要是由于妊娠期荷尔蒙的影响，腹部的快速膨胀使皮肤的弹力纤维与胶原纤维损伤或断裂，腹部皮肤变薄变细，出现一些宽窄不同、长短不一的粉红色或紫红色的波浪状花纹，在产后的 2~3 个月，断裂的弹性纤维逐渐得以修复，原先皮肤上的纹路会逐渐变为银白色，这就是妊娠纹。

妊娠纹主要出现在腹部，也可能出现在大腿内外侧、臀部、胸部、后腰部及手臂等。很遗憾，妊娠纹一旦形成是很难完全消失的，这给爱美的妈妈带来极大的烦恼。

❷ 形成妊娠纹的因素

- 遗传：这是指皮肤本身的弹性，我们经常听到："你妈妈长纹了吗？如果没有你也不会长。"也会看到有的人肚子不大，天天涂防妊娠纹油，但还是长了妊娠纹；有的人肚子很大，也不怎么涂油，却一点妊娠纹也没长。

- 妊娠期荷尔蒙：受妊娠期激素分泌强弱不同的影响，有的妈妈就比较容易长妊娠纹，并容易形成色素沉淀。
- 体重增长过快：有些妈妈在孕期的某个过程体重增长过快，特别是孕晚期，皮肤组织被撑开断裂而形成妊娠纹。

看完以上几点关于妊娠纹的知识，妈妈们应该意识到排除遗传的因素，妊娠纹的控制主要在于孕期的预防：

- 涂抹防妊娠纹油：从孕期 3 个月开始到产后 3 个月，坚持每天在身体各部位擦油按摩，增加皮肤的耐受性。
- 控制体重：孕期妈妈们可以适当运动和注意饮食来控制整个孕期的增重，建议每个月的增重不超过 2 公斤。
- 产后运动：在产后我们可以通过运动的方式来增加肌肉的弹性，淡化妊娠纹。妊娠纹一旦形成是不能完全消除的，但是现在也可以通过一些医学美容手段来改善。

肌肉是有记忆的

肌肉记忆，即一旦肌肉受到专业训练，它就不会忘记这种状态。比如对于没有运动基础的妈妈来说，肌肉的形成需要从零开始，逐渐形成，而一些孕前有运动习惯的辣妈，在产后经过少量的恢复训练，肌肉很快就会恢复到孕前水平。这也是为什么有运动习惯的妈妈在生产后恢复神速的原因。

所以，如果在看这本书的你，正在备孕阶段，建议孕前就养成良好的运动习惯哦，在孕前养成的肌肉一定会在产后回报你的！

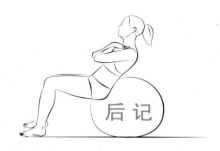

后记

在微博上持续发布一些孕期和产后运动的知识后，我很高兴可以遇到很多和我一样经历怀孕和生宝宝的妈妈。我们在一起分享如何养育宝宝和孕期产后运动的经验。也很开心现在终于把这些知识和经验整理成书，可以更加系统地帮助即将开始产后恢复的妈妈们。

对于女性来说，似乎有了宝宝以后，人生发生了一些改变，但其实这只是我们生命中许多改变的开始。

有人抱怨到："有了宝宝以后，我整个生活都变了！"我们开始严重的睡眠不足，二人世界开始只围着宝宝转；我们对工作的态度也发生了改变，机遇和挑战不再那么重要，现在有了更要紧的事；朋友的聚会越来越少，似乎更热衷于在妈妈圈和别的妈妈讨论如何养育孩子；在生命中我们也会第一次感到会毫不犹豫地为别人做出牺牲，那个人就是我们的孩子；我们的身体也随之发生改变，可能一下就从少女变成了大妈。

有时候这些改变让我们难以置信，但是你是否想过，也许可以从另一个角度出发，让我们和孩子都变得更好。我们应该尝试从更积极的方向来思考这些问题：

合理的安排和培养孩子的生活习惯，让生活趋于规律的作息。

有了宝宝后，更重视夫妻间的亲密关系，爸爸爱妈妈，是对孩子最好的教育。

有梦想有事业的妈妈是孩子最好的榜样。一个没有梦想的妈妈也无法养育出一个优秀的孩子。

生宝宝不是我们身材走样的借口，有了宝宝的我们，也一样可以做女神！

希望看完这本书的妈妈们，都能成为爱宝宝，但更爱自己的美辣妈！

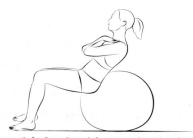

辣妈们的经验分享

本书的最后，给妈妈们分享一些微博辣妈的成功经验，希望你们可以结合自身类似的情况，并根据书中的内容，更好地为自己制订完美的产后恢复计划。

辣妈 @chenyaa——"只要你想，你就能！"

孕期体重 55 公斤，产前 63.5 公斤，现在 44.5 公斤。我完成了作为女人人生中最重要的事情之一，孕育了一个小生命。从产后 3 个月开始接触健身，孕期长的那 15 公斤肉也不复存在了。

下面是我常用的健身小计划。

15 分钟的热身：小强度的快走或者慢跑，或者椭圆机，只要身体微微出汗就可以。接着进行全身大肌肉群的拉伸，尤其是腿部肌群，大概 10 分钟左右，不要忽视热身后的拉伸，这是避免运动损伤最好的方式。每周 3 次左右的器械训练，我是接触器械后才爱上举铁的。

具体训练计划如下：

周一：胸部、肩部、腹部训练。

周三：背部、竖脊肌、肱二头肌、肱三头肌训练。

周五：腿部肌群、臀部、腹部训练。

训练结束后会继续 40 分钟左右的有氧运动（跑步机、椭圆机），或者 1 小时的有氧操课。游泳可以不分季节的进行，每周 1~2 次，对乳房的健美确实大有益处。最后进行全身拉伸，锻炼后要缓解肌肉的酸痛，拉伸的时间安排 15 分钟左右。运动过程中要注意补水，一般每 15 分钟就会补充一次水分。

真的，辣妈们，即便每天花 15~30 分钟进行锻炼，也能获得巨大的回报。只要你想，你就能！

总结

产后 3 个月：开始接触健身。

每周 3 次健身房力量训练、1~2 次游泳。

哪些妈妈适用：

孕前没有健身基础，产后可以去健身房选择私人教练指导系统性恢复的妈妈。

辣妈 @Eita- 陈曦——"我要把自己还给自己！"

我的整个孕期都在保持运动，对于孕期运动，还是要根据自己的身体状况，因为我怀孕前一直有保持运动，所以孕期也并没有中断。

孕期 9 个月一直坚持运动，直到产前两天还在家里跳有氧操。小家伙终于从我的肚子里面蹦出来了，身体各方面都棒棒哒。第一次当妈妈真的不熟练啊，但是我要对姐妹们说的是，身体真的是有记忆的，我在产后 6 天肚子基本就已经回去了。坚持运动的好处就是总会在你最绝望的时候带给你惊喜，产后 36 天，子宫恢复了以前的大小。

除了坐月子期间，我始终进行一些舒缓的动作，例如腹式呼吸，盆底肌训练和散步让身体慢慢恢复，但是前提是一定要循序渐进的。42 天过后我开始进行一些有氧运动，基本就是快走和慢跑，体能也一点一点在恢复。因为宝宝是纯母乳，所以基本上前几个月我都在家运动，但是运动不会影响乳汁分泌哦，反而会增加泌乳量。

产后第 16 周，回到健身房了，我要把自己还给自己！

健身房制订计划开始系统训练

周一：胸部训练

平板哑铃卧推、哑铃飞鸟、蝴蝶夹胸、俯卧撑，每组 15 次，做 3 组。

周二：肩部训练

哑铃推肩、哑铃上提、哑铃侧平举，每组 15 次，做 3 组。

周三：背部训练

杠铃硬拉、杠铃俯身划船、高位下拉，每组 15 次，做 3 组。

周四：臀腿训练

杠铃深蹲每组 25 次，做 3 组；杠铃箭步蹲每组 15 次，做 4 组；左右交替臀桥至力竭；深蹲跳至力竭。

周五：腹部训练

复合阻力腹部训练一套；卷腹至力竭。

周六：纯有氧运动

周日：放松休息

力量训练保持在 30~40 分钟，每天力量训练之后会做一套
HIIT（高强度间歇性训练），慢跑 25 分钟，有氧是目前必不可少的。

饮食方面从不节食，只是选择性饮食，而且宝宝是纯母乳，
为了保证奶水质量，基本保持营养全面摄入，晚餐基本是鸡蛋、水
煮鸡胸肉、少量碳水化合物和一些蔬菜。

女人可以爱家爱老公爱宝宝，可以为了他们做所有的一切，
但是一定不要忘了自己，婚姻和孩子只是为了让我们更加完整，而
不是让我们失去自己，别拿宝宝掩饰自己的懒惰，永远都要努力做
最好的自己，才能成为宝宝的好榜样。

总结

孕前：在健身房进行力量训练。

孕期：在家，低强度有氧，自重训练（停止腹部训练）。

产后 0~5 周：休息，母乳喂养。

产后 6~15 周：在家，普拉提，快走 / 慢跑。

产后 16 周：健身房，系统训练恢复。

哪些妈妈适用：

孕前有较强力量训练基础，有能力自己制订训练计划。

辣妈 @stp 桃子爱健身——"努力，只为了比原来变得更好！"

孕期并没有很好地控制体重，产前 85 公斤，也是到了快要生
的前几天，我才意识到自己好像胖得太多了。产后 75 公斤，开始
产后恢复了。

刚开始主要是减脂，所以以有氧运动为主，然后就是饮食了，
这个是最主要的，也是最难坚持的。在减脂期间，坚持最重要，有

氧运动我以单车和跑步为主，力量训练是之后才开始的。因为我发现自己瘦是瘦了，但是没有线条，身体也缺乏弹性，于是开始了力量训练。我从网上找了些方法，然后去健身房执行，慢慢发现身材开始有了我想要发展的方向。减脂靠饮食和有氧训练，塑形靠力量训练。箭步蹲、臀腿、臀桥、深蹲都是很有效果的训练方式。

现在觉得身体是自己的，身体从85公斤到现在的65公斤，经历了一个很好玩的旅程，这段旅程就是坚持、汗水。妈妈们，好好爱自己，一起加油吧！

> **总结**
>
> 阶段一：有氧运动和控制饮食，耗时10个月，减去20公斤。
>
> 阶段二：自己摸索训练方式进行力量训练。
>
> 现在：在健身房进行有氧运动和力量结合训练，有针对性地系统训练。
>
> **哪些妈妈适用：**
>
> 孕前没有运动基础，孕期体重增长过多的妈妈。

辣妈 @ciara 猫女王——"流过的汗水不会辜负你！"

我的健身日子其实不算太长，也不算太专业，大概2年时间，但是我很骄傲地说，我很能坚持！怀孕，对我来说是一个很享受的过程，孕前47公斤，产前61公斤，产后47公斤。

孕前一直有运动习惯，天气好的时候和老公在家附近的公园快走，目标是10~12公里，时间90分钟左右。或者在家跑步机上跑50分钟，大概每4天跑一次。除了跑步，还练了NTC（耐克极速训练营）和HIIT，最后练会儿瑜伽拉伸一下，非常舒服。有时候也可能只跑步、只做 NTC、HIIT 或者只练瑜伽、哑铃，其实只有两个字：坚持！

一定要让自己保持最好的状态，累到不想动的时候也会做平板支撑，直到发现怀孕的前一天。怀孕前 3 个月没有剧烈运动，只是每天散步，第 4 个月开始练瑜伽、孕妇操和哑铃，整个孕期运动都很感谢老公和婆婆的支持。整整 40 周，宝宝终于来了，整个分娩过程非常顺利，进产房半小时就顺产下 3 公斤的宝宝。

产后坐月子的时候，我就开始尝试简单接触瑜伽了，虽然感觉不错，但身体还是有些虚弱。产后因为恶露一直持续不尽，就老老实实休息了。产后 50 天，腹部还有一些松弛，做了些 HIIT，效果不佳，感觉有些沮丧，老公鼓励我别急，陪着我一起开始锻炼，直到产后 80 天，我才正式练了一次瑜伽和 HIIT，感觉体力恢复了。很快马甲线重现，腹肌也还在，虽然要用手摸才能感觉到。

总结

孕前：跑步、NTC、HIIT、瑜伽、哑铃。

孕早期：散步。

孕中期到孕晚期：在家进行孕妇瑜伽、小哑铃、瑜伽球。

产后 7~11 周：在家进行产后瑜伽。

产后 12 周：在家进行 HIIT、瑜伽。

哪些妈妈适用：

孕前有高强度运动习惯、身体素质较高、没有时间去健身房、选择在家训练的妈妈。